スウェーデンのすべての歯科医師・歯科衛生士が学ぶ

トータルカリオロジー

ベンクト・オロフ・ハンソン／ダン・エリクソン 著　西 真紀子 訳

目次

はじめに ……………………………………… 4	カリエス病変の症状 ……………………… 30
訳者のことば ………………………………… 6	

1. イントロダクション ………………………… 8
　　細菌が酸を産生する ……………………… 8
　　画期的な発見 ……………………………… 9
　　今日ウ窩を治療することが少なくなっている … 10

2. カリエス－歯の損傷 ……………………… 11
　　カリエスプロセスの核心 ………………… 11
　　脱灰と再石灰化 …………………………… 11
　　ウ窩を治療したその後は? ……………… 12

3. カリエスにどのくらい罹患しているか? … 14
　　疫学とは何か? …………………………… 14
　　疫学のいろいろな種類 …………………… 14
　　カリエスの疫学とは? …………………… 14
　　カリエスをどのように測定するか? …… 15
　　口腔健康に関する
　　　スウェーデン保健福祉庁の報告書 … 16
　　エナメル質と象牙質カリエス－境界の変化 … 19

4. エナメル質、象牙質、セメント質に及ぶ
　　カリエス病変 …………………………… 20
　　歯の構造と組成 …………………………… 20
　　プラーク内細菌の酸が無機質を溶かす … 21
　　エナメル質カリエス ……………………… 23
　　根面カリエス ……………………………… 27
　　象牙質カリエス …………………………… 27
　　二次カリエス ……………………………… 28
　　好発部位 …………………………………… 28
　　活動性と非活動性カリエス病変 ………… 28

5. カリエス病変の進行 ……………………… 32
　　繰り返す進行 ……………………………… 32
　　エナメル質内と象牙質内の進行速度 …… 32
　　X線写真上の進行をフォローすること … 33
　　どの時点で治療するのか? ……………… 34

6. カリエス：記録と診断 …………………… 36
　　カリエスの記録 …………………………… 36
　　カリエスの診断 …………………………… 38
　　カリエスの鑑別診断 ……………………… 39

7. カリエスの病因－微生物学 ……………… 45
　　口腔生態系 ………………………………… 45
　　カリエス誘発性細菌 ……………………… 45

8. カリエスの病因－食物 …………………… 51
　　食物の全身的影響 ………………………… 51
　　食物の局所的影響 ………………………… 51
　　臨床における食事指導 …………………… 56

9. カリエスの病因－唾液 …………………… 58
　　唾液腺 ……………………………………… 58
　　唾液の構成 ………………………………… 58
　　ドライマウス ……………………………… 63

10. カリエスの病因－遺伝 ………………… 66
　　カリエスリスクに影響する遺伝子 ……… 66
　　歯面への細菌の定着 ……………………… 67
　　カリエスへの免疫化 ……………………… 68

11．カリエスリスクとカリエス予測　69
　　カリエスリスクとは何か？　69
　　なぜカリエスリスクを評価するのか？　69
　　カリエス予測の評価　71

12．カリエス予防処置の効果　73

13．カリエス処置－原因療法－プラーク　75
　　プラークの重要性　75
　　口腔衛生処置－機械的　75
　　口腔衛生処置－化学的　75

14．カリエス処置－原因療法－食物　80
　　スクロースの代用糖　80

15．カリエス処置－原因療法－唾液　85
　　唾液量の不足に対する治療　85

16．フッ化物　89
　　カリエスに対するフッ化物－歴史　89
　　分布　90
　　エナメル質フッ素沈着症　91
　　フッ素の働き　92
　　歯科医療におけるフッ素　93

17．患者の行動変容をどう支援するか？　96
　　カリエス－生活習慣病　96
　　ある1つのストラテジー　96
　　動機づけ面接　97

18．カリエス病変の治療－カリエス修復治療　99
　　充填処置の効果　99
　　充填処置の適応症　99
　　充填治療の目的　100
　　カリエスのエキスカベーション　100
　　ステップワイズ・エキスカベーション　101
　　損傷の封鎖　102
　　乳歯の処置的研磨　109
　　カリエス修復治療時にスウェーデンの歯科衛生士
　　　または歯科助手によって行なわれること　109

19．症例報告　110
　　著者らの評価　114

参考文献　116

はじめに

日本語版（2014年）の出版に寄せて

「カリエス－疾患とウ窩」（原題）は、スカンジナビアの考え方から発した現代カリオロジーの教科書である。臨床にかかわる最新情報と治療哲学を含んでおり、臨床に従事し知識を更新したいと望んでいる歯科医師と歯科衛生士、また学生に向けて書かれた。主たるメッセージは、全ての治療は持続可能な口腔健康のために疾患の環境を変えることに焦点を当てるということであり、本書はその基本事項を提供している。この哲学は日本人向けマルメ大学研修でも教えられ、本書は参考図書である。

2014年3月
Jönköping と Malmö にて
Bengt Olof Hansson　Dan Ericson

第2版（2008年）の出版に寄せて

この教科書「カリエス－疾患とウ窩」の第2版は、初版と同じく成人のカリエスに焦点を当てている。改訂にあたってスウェーデンの歯科衛生士学校の多くの教員からフィードバックを受けて内容に反映した。

たくさんの貴重なご意見をくださった以下の方々に感謝申し上げたい。
- Peter Lingström教授, Göteborg
- Gunn Karlberg講師, Karlstad
- Claes-Göran Emilson教授, Göteborg
- Brittmarie Jacobsson公衆衛生学修士, Jönköping
- Lena Karlsson講師, Huddinge
- Anna Lena Sundell先生, Tranås
- Lill-Kari Wendt准教授, Jönköping
- Katarina Wretlind准教授, Malmö

2008年6月
Jönköping と Malmö にて
Bengt Olof Hansson　Dan Ericson

初版（2003年）の出版に寄せて

「カリエス—疾患とウ窩」はカリオロジーの教科書である。主に歯科衛生士学校の学生向けに書かれているが、歯学部の学生やカリエスについての知識を更新したいと思う歯科医療従事者向けのカリオロジー入門書としても適している。

　この本に一貫している論旨は、カリエスに関する2つの見方である。1つ目は多因子性疾患という見方、2つ目は歯への損傷、つまり"ウ窩、むし歯、穴"という見方である。そして、治療哲学につながる知識をこの本で伝えたいと思う。疾患と損傷という両方の見方において、不可逆的な行為、つまり"修復"を避けるためには早期診断と早期治療が必要である。疾患の発症を予防し、進行を遅らせるために、カリエスの原因に直接作用する原因療法に重きを置くべきである。

　なお、本書では、各章の最初にその章の要約を示し、最後に演習問題を設けた。

　本の内容に貴重なご意見をいただいた、Douglas Bratthall教授、Lars G. Petersson准教授、Agneta Knutsson先生にお礼を申し上げたい。

2003年6月
Jönköping と Malmö にて
Bengt Olof Hansson　Dan Ericson

訳者のことば

　スウェーデンのカリユス予防・治療は、同じ疾患を扱いながらも疾患に対する論理的思考が違うためか、日本のものと随分違うと感じることがあります。スウェーデンが世界でも最も効果的にカリエスをコントロールしているのは、カリオロジー（カリエスの論理学）が基盤にあるからではないでしょうか？

　今回、そんなスウェーデンの歯科医療従事者のタマゴたちに向けて書かれたカリオロジーの入門書を翻訳する機会をいただきました。まず題名に惹きつけられたのですが、原文のタイトルは「Karies - sjukdom och hål」といい、kariesはカリエス、sjukdomは疾患・病態、ochは英語のand、hålは英語のhole（穴）に該当します。hålは一般の人がむし歯の意味でも使う単語です。日本のように、悪い虫が歯に穴を掘っているかのようなイメージが一般の人にあるわけです。歯科医療従事者のタマゴたちも最初はそうなのでしょう。しかし、Kariesにはそれ以外のものも含めるとして、sjukdomを前に並べています。「穴を塞ぐだけでなく、カリエスの全体像を論理的に捉えることでコントロールせよ」という強いメッセージが伝わってきました。

　翻訳にあたって注意したのは、読者がまるでスウェーデンに留学してスウェーデン語でカリオロジー入門講座を受講しているかのような気持ちになってもらうことでした。東京ディズニーランドは本場の雰囲気を壊さないようにして、アメリカのディズニーランドに行ってみたいという日本の人々の望みを叶えることに成功したそうですが、同じように考えた次第です。そのため、スウェーデン独特の事例もそのまま翻訳しています（例：スウェーデンの歯科衛生士の業務範囲は、カリエスの診査・診断、X線写真撮影、浸潤麻酔、伝達麻酔、カリエスの除去が含まれます。スウェーデンの歯科衛生士の職業は誕生してからかなり発展しており、今後も業務範囲はさらに広がると予想されています）。

　日本でもカリオロジーが基盤になり、歯科衛生士の職業が発展し、患者さんのカリエスがもっと効果的にコントロールされるようになることを願い、本書がその一助になれば幸いに存じます。

　最後になりましたが、グラスアイオノマーセメントの項でアドバイスをいただきました大阪大学歯学部口腔分子感染制御学講座（歯科保存学教室）の前薗葉月先生、高橋雄介先生、校正をしてくださった㈱オーラルケアの関山牧枝さんにこの場をお借りして心より感謝申し上げます。

2014年4月
西 真紀子

I イントロダクション

　この本の原題は "*Karies – sjukdom och hål* カリエス – 疾患と穴（むし歯、ウ窩）" である。"hål" というのは歯に何ができているのかをよく表現しているが、疾患としてのカリエスについてはどうだろうか？　そう、穴ができるまでのできごとを含めた疾患のプロセスについてである。全ての疾患は原因、リスクファクター、症状、その結末について語られるものだが、カリエスはどうだろう。

　この本のタイトルは、その重要な点を示している。カリエスが損傷や外傷として認知される時、つまり口腔内やX線写真で穴が見つけられた時には、既にその患者はもう長い間「カリエスの病気」に罹っていたのだ。すなわち、そのカリエス疾患の生化学的プロセスは長い間、たいていは何年もの間、進行していたというわけである。

予防方法は簡単
　今日、どのように歯に穴ができるのかについては既に知られている。ごく簡単な方法でカリエスの原因に作用してそれを予防することができるが、小さな損傷のうちに予防してそれが大きくなるのを防ぐこともできる。これらの方法はシンプルである。しかし、患者にそうさせることが非常に困難な場合もある。

カリエスは進行し続ける
　カリエス病変がとても大きくなると、それ以上の進行を遅らせるために、破壊された歯質を取り除かなければならなくなる。その歯には充填が必要だ。問題は、その患者がまだ病気としてのカリエスに罹ったままだと、一般的に充填物はそんなに長くもたない。カリエスは引き続き充填物の辺縁に広がってその歯を破壊し続け、また穴ができる。

　歴史的にはカリエスはかなり最近の問題で、むし歯が広く人々の共通の悩みとなったのは近代に入ってからである。考古学の資料では、1900年代に我々が経験したほどカリエスを見つけることは、他の時代ではほとんどない。ヴァイキングの時代（訳註：古代のスウェーデンにおいて海賊が猛威を振るった時代のこと）の人にウ窩を1本くらい見ることはあっても、歯列全体がむし歯のために破壊されているのを見るのは非常に稀である。カリエスは西洋文明に生じる

贅沢病
贅沢病で、糖類摂取の常習に因るところが大きい。

細菌が酸を産生する

乳酸
　1800年代後半、カリエスは乳酸を産生する口腔細菌によって生じると示された。唾液中の細菌由来の酸が硬組織の歯を溶かすというわけである。

　それよりずっと以前からでも、どうやってカリエスが起こるのかについて様々な理論があった。例えば、カリエス病変は顎骨の中の何かが歯を通して出て来た結果だという考え方が流行っていた。また、1500年代の半ば以前に、食片が分解されて酸となり、それが歯を侵蝕するという説もあった。

　新しい知識が加わるにつれ、カリエスと "穴" の扱い方についての見解も明らかに変わってきた。1800年代後半から1900年代前半にかけて、歯を修復することの倫理的是非が議論

された。修復に反対する者は、抜歯以外の方法は全て一時しのぎに過ぎないと考え、ウ窩のある歯は単に抜歯する方がよいとした。

画期的な発見

1896年に最初のX線写真

早くも1896年、ニューオリンズの歯科医師C. Edmund Kellsが、生きているヒトの歯のX線写真を撮ることに成功した。以降、X線は小さなカリエス病変を早期発見するために重要なツールとなっている。

1900年初頭にアメリカの歯科医師G. V. Blackがカリエスと歯科修復技術に関する教科書を出版した。しかし、その当時でさえ歯を修復する代わりにカリエスを予防する方が望ましいことが書かれている。彼は、近い将来、その原因が解明されることによって問題解決になるだろうと望んでいた。我々はその延長上にいるはずであるが、まだ実現していない。

フッ化物－カリエス抑制性質

カリエス研究の重要な発見の1つは、フッ化物がカリエス抑制の性質を持っているということである。フッ化物が着目された理由は、アメリカのある地域で歯の変色があったことで、飲料水が原因ではないかと疑われた。この"歯が変色する病気"の原因をつきとめようとしている時、1928年には、この歯牙変色とカリエスの低発症率に関連性があると結論が出ていた。

1940年代、フッ化物がカリエスの発症を抑えるというしっかりとした理由がわかり、飲料水にフッ化物を添加することで、カリエスの発症が60％まで抑えられた。

歯磨剤中のフッ化物

歯磨剤にフッ化物を添加するというアイデアはかなり早くに登場した。最初はフッ化物を歯磨剤中の通常の研磨剤と一緒に配合することが難点だった。カルシウムを含む研磨剤は、最もよく使われているフッ化物であるフッ化ナトリウムと結合してしまう。そのため歯磨剤が歯にフッ素を放出しない。

この分野で、あるスウェーデン人が大きな貢献をした。その人、Yngve Ericsson教授は他のフッ素化合物であるモノフルオロリン酸ナトリウムをカルシウム入り研磨剤の入った歯磨剤に添加し、1960年代に特許を取った。この特許権は何百万ドルという利益を生み、いまだにスウェーデンと北欧の歯科研究に貢献している。

局所麻酔

スウェーデン人化学者のNils LöfgrenとBengt Lundquistは、1943年にリドカインを発見した。商標はキシロカインである。局所麻酔に用いることができ、歯科外科的治療の大きな前進に貢献した。おかげで患者にほとんど気づかれることなく歯牙硬組織を切削できるようになった。

水冷却ハイスピードドリル

1960年代には、水で冷却しながらのハイスピードドリルが一般的に利用され、ずっと速く歯を切削できるようになった。

アメリカでR. J. FitzgeraldとP. H. Keyesが、1960年にハムスター間で口腔レンサ球菌によってカリエスが伝染することを報告した。その後、カリエス誘発性のミュータンスレンサ球菌がヒトから分離された。のちのカリオロジーの教授Bo Krasseが、この分野のパイオニア的な業績を残した。

今日ウ窩を治療することが少なくなっている

　1960年代以降、カリエスの有病率は劇的に減少している。スウェーデンでは、いくつかの要因が貢献した。この当時、イエテボリでフッ化物洗口プログラムが始まり、それからフッ化物配合歯磨剤が登場してどんどん普及した。しかし、他の要因も口腔健康にポジティブに作用している。特にウ窩のサイズが小さくなっていることがある。今日では、小さなカリエス病変は治療せず、大きくならないように予防し、新しいカリエスができる前に予防するようになっている。

　カリエスという用語は、ラテン語の *caries* からきていて、意味は「腐る、崩壊する」である。歯牙カリエスは、ラテン語では *caries dentium*「歯の腐敗、崩壊」または *caries dentis*「歯に関わる腐敗、崩壊」である。

　というわけでこの本では、歯牙カリエスについて論じる。つまり、歯に生じる疾患と損傷の両方について説明していこう。

フッ化物洗口

小さなカリエスは治療しない

演習問題

1. 過去半世紀において、なぜカリエスの問題は大きくなったのだろうか？
2. 歯にウ窩ができた時に、一般的に充填物では長期の解決にならないのはなぜだろうか？
3. スウェーデンの研究者によって開発されたカリエスに関する重要な貢献を挙げよ
4. 1960年代からカリエスの罹患率が下がったのはなぜだろうか？

2 カリエス―歯の損傷

　カリエスという言葉は、疾患の病態と徴候の両方の意味を持つ病名である。疾患は目に見えないこともある。歯面に生じる疾患プロセスは、ある種の口腔細菌が約30分間酸を産生し、歯の無機質を溶解・喪失させ、唾液がそれを取り戻す以上に喪失が進む状態をいう。無機質の除去と唾液によって取り戻された分の差が歯質の喪失となって、ある時期になると疾患の徴候、つまり歯の損傷が事象として現れる。目に見える大きさになった損傷と疾患とはイコールではない。その前から既に歯に見えない穴はできているのである。

カリエスプロセスの核心

酸が歯の無機質を溶解する

　歯面を覆う細菌から産出された酸が歯の無機質を溶解する。これがカリエスプロセスの核心である。時間が経過すると、実際の疾患の徴候、つまりカリエスによる損傷が見られるだろう。これはカリエスの典型的な様相で、ウ窩（穴）である。

酸はある種の細菌によって産生される

　細菌からの酸はどうして生じるのだろうか？ある種の細菌が、食物の中の糖類のような発酵性炭水化物を分解する時に酸が生じる。ある種の口腔細菌は、口腔内の糖レベルの上昇に対応できる。それらは糖類をすばやく酸、主に乳酸に分解するからである。もしもその能力がなかったら、口腔内の高い糖レベルの中で生き抜くのは困難だろう。それは、高濃度の糖類で微生物の増殖を抑制する方法から理解できる。例えば、砂糖菓子など砂糖を保存料として使うように、我々はこの知識を昔から利用している。

脱灰と再石灰化

　糖類と乳酸によって、他の細菌が生存しにくい環境になる。よって、酸産生細菌の占める割合が上昇し、さらに酸が産生される。糖類のおかげで酸が産生され、耐酸性菌が選択されるわけである。他ならぬ口腔の生態学的大惨事が生じる。発酵性炭水化物を含む食事を摂る

口腔の生態学的大惨事

度に酸が産生され、約30分から1時間の間、プラークのpHが低くなる。低いpHのプラークは、歯の無機質に対して過飽和の状態を作る（20ページ参照）。その結果、様々な無機イオンが

脱灰

歯面から離れる。これを歯面の*脱灰*と呼ぶ。

　酸性状態の期間が短く頻回でなければ、酸産生が減少してpHが上昇し、無機イオンが歯面の中へ再び戻る。つまり、今度は唾液中の無機イオンの方が過飽和状態になり、無機イオンが

再石灰化

歯に戻る。これを歯面の*再石灰化*と呼ぶ。

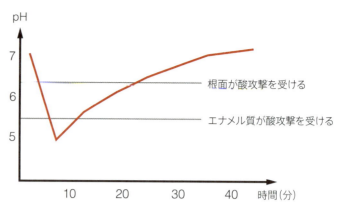

図2:1 砂糖摂取後、酸の攻撃によりプラーク中のpHがどのように下降するかを示すステファンカーブ。約10分後、pHは5くらいまで下がり、それから30-40分間で元の値まで上昇する。根面の無機質はpHが約6.3（象牙質の臨界pH）未満で溶け、エナメル質の無機質はpHが約5.5（エナメル質の臨界pH）未満で溶ける。酸の攻撃はカリエス病変の損傷につながり、そのリスクは酸の攻撃を受けた回数が多いと上昇する。

カリエスは局所的な生態系の問題

しかし、この反対の状態、すなわち酸産生とプラーク中pHの低い期間が長く頻回になると、再石灰化よりも脱灰の期間が長くなる。すると、溶けた無機質のほとんどがこの場から失われる。その結果、歯面に欠損が生じる。ウ窩（穴）の始まりである。カリエスは局所的な生態系の問題、つまり歯面上での長期化した酸性化現象に関するものといえる。よって、カリエス病変は、慢性で局所的な生態学的破壊である。

このことから、カリエスのプロセスにいくつかのファクターが関与していることがわかるだろう。すなわち、カリエスを避けたければいくつかのファクターに対応しなければならない。プラークの酸産生能、食事頻度、食事内容、唾液の組成と分泌量、歯面の抵抗性、フッ化物の存在が重要である。なぜなら、これらが歯面にカリエスが発症するか否かを決定するからである。

カリエス病変が進行するには時間がかかる

カリエス病変が進行するには時間がかかる。ある健全歯に最悪のシナリオを考えてみよう。毎時間糖類を摂取し、唾液分泌量が低く、酸産生能の高いプラークがある、と条件が揃っても、臨床的に目に見えるカリエスの損傷ができるには数週間かかる。しかしながら通常はもっと長期間、数年という期間がかかるのである。これは、そのプロセスを止めるのに多くのチャンスがあるということを意味する。

プロセスを止める多くのチャンス

ウ窩を治療したその後は？

修復治療

カリエスの疾患またはその損傷、またはその両方の治療において何をすべきか？ 一般人の考え方は大変現実的で、ウ窩（穴）を埋めることを治療とみなしている。みんなが思っているのは、歯科医師は壊れた歯を扱う、ということである。もちろん、専門家のアプローチとしては両方を扱うことなのだが、いまだに修復治療こそが歯科医師の仕事だというのは、我々自身でも明らかな事実である。

疾患としてのカリエスは自然に消失しない

しかし、もしもそのような修復治療だけを行なっていたら、カリエスのプロセスは修復物の辺縁で継続し、間もなく*再治療*の時がやってくるということが示されている。例えば風邪などとは違って、疾患としてのカリエスは、そのうち消失するということはない。疾患に対する治療が成功しない限りそこにあり続けるのである。

カリエスのプロセスは継続する

今日、我々は口腔内の修復物がどのくらい長持ちするのか知っている。8年から10年くらいすると、修復物の半数はやりかえることになる。最もよくある再修復の理由は、修復物辺縁に新しいウ窩ができることである。歯科医療では半分以上の時間を既に存在する修復物のやりかえに費やしている。しかし、新しいウ窩ができてしまった背景にある因子は、最初のウ窩を治療した時と全く同じである。よって、ウ窩の原因について何か施す、つまり疾患としてのカリエスを治療するということは正当なことなのである。

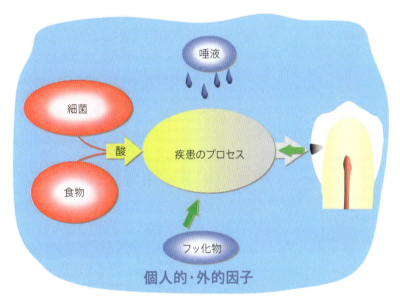

図2:2　カリエスのプロセスには、いくつかの因子が関与する。直接的な原因因子は細菌と食物である。酸が産生されて、歯面の無機質を溶かす。唾液とフッ化物はそれに対抗する。歯面に存在する全ての因子は個人的因子、また外的因子に影響を受ける。原因因子が関係し合って、歯質の脱灰と再石灰化を差し引いた口人が生じる。それがカリエスの損傷である。

演習問題

1. 疾患としてのカリエスと、疾患によって、生じた損傷を区別する理由は何だろうか？
2. カリエスの損傷が歯に起こるか起こらないかについて、どんな因子が影響するのだろうか？
3. 修復治療を受けた歯面に何が起こりうるか？どんな因子がそのことに影響するのだろうか？

3 カリエスにどのくらい罹患しているか？

キーワードは"疫学"（epidemiologi）。国単位から町単位まで、その母集団においてある疾患がどのくらい分布しているのかを説明する科学分野を<u>疫学</u>という。これは、例えばある年齢群といった特定の個人に適用する。<u>カリエスの疫学</u>とは、本章で説明することの全てだが、カリエスやそれに関与するファクターが、ある母集団にどのくらい分布しているのかを分析するものである。

疫学とは何か？

疾患の広がり・原因・進行

疫学は、疾患の広がり・原因・進行を扱う科学である。疫学はその母集団で疾患を同定し、罹患程度を表現する。そして次のような疑問に答える学問である。例えば、子ども、青年、成人の中でどんな人が罹患しているのか？ その疾患は、ある種の社会経済的因子のあるグループにより多く生じているのか？ それは10年前、20年前より罹患しているのか？ 地域差はあるのか、その理由は？

疫学のいろいろな種類

記述疫学
分析疫学
後ろ向き
前向き

<u>記述疫学</u>は、その母集団での、例えば地理的・年齢的な疾患の広がりを説明する。一方<u>分析疫学</u>は、疾患の発症の決定因子を調べる。

<u>後ろ向き</u>疫学研究では、病気の人の方が健康な人よりも、疾患を引き起こしていると疑われる因子に曝露されていたのかどうかを見つけようとする。一方、<u>前向き</u>疫学研究では、病原性のある、または予防の可能性のあるものに曝露されている人が曝露されていない人に比べてガンの進行のリスクが高い、または低いといったことに注目する。

カリエスの疫学とは？

カリエスの疫学を行なう理由は、1つはカリエスの有病率が年とともに変化しているのかを観察したいからである。カリエス病変は減り続けているのだろうか、それとも減少傾向は止まるのだろうか？ そうだとしたらその理由は？

また、異なる地域で異なる有病率が生じることについても研究したいからである。それを把握していると、最もカリエス有病率が高い地区に重点的なカリエス予防方法を選ぶことができる。スウェーデンや他の地域の中で異なるカリエス予防プログラムが行なわれている。それらの予防プログラムは異なる場所において異なる内容で行なわれているが、疫学データはそれらを評価するのに使われる。

西洋での一連の疫学研究は、社会経済的因子と口腔健康の間に関連性を示している。例えば、自分自身の教育レベルが低い人、親の教育レベルまたは収入の低い家の子どもに口腔

健康の低下が認められる。家族や家庭事情も関与する。兄弟姉妹の多い家の末っ子は、年長の兄弟姉妹や1人っ子よりもカリエスを多く持つことが多い。それから、社会悪を許容している家の子ども、また田舎に住んでいる人は、都会に住んでいる人よりカリエスを多く持つことが多い。

心理的因子も重要であると示されている。「歯科医院に行く必要はない」とその気が失せている人や歯科恐怖症の人はむし歯が多い。長期に全身疾患を持っている人も健康な人に比べて歯を悪くしている。

よって社会経済的因子は、間接的に歯面とプラークの状態に影響を与えていると考えられ、ある特定のグループはむし歯になりやすくなっていることがわかる。しかし、覚えておくべき重要事項は、むし歯になるまでの生化学的プロセスは誰にとっても同じであるということだ。

カリエスをどのように測定するか？

明らかなカリエス病変（38ページ参照）の数でカリエスの疫学データを測定する。いろいろなカリエス指数があり、ある個人のカリエス病変やカリエスに罹患した歯の数を示す。

カリエス指数

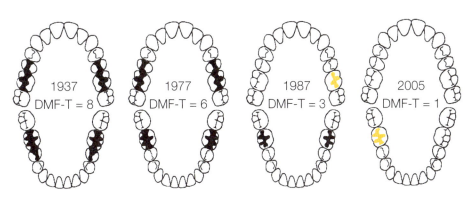

図3:1 1937年・1977年・1987年・2005年の12歳児のカリエス有病率。

カリエスの存在は2つの方法で測定される。*有病率*と*発生率*である。両方とも歯牙または歯面を単位とする。

永久歯列と乳歯列

*永久歯列*では、28歯か128歯面の指数を用いて計算する。*乳歯列*は20歯か88歯面である。永久歯列は大文字で、乳歯列は小文字で表す。

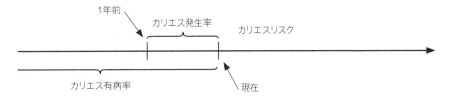

図3:2 カリエスの有病率・発生率・リスクの考え方について時間軸で示した図

カリエスの有病率

カリエスの有病率（カリエスの割合）は、萌出歯数に対する調査時点までにカリエスによる損傷を受けた歯の合計数で表す（図3:2参照）。そのような損傷は、臨床的に3種類の形で見られる。未治療歯、カリエスによる修復歯、カリエスによる抜去歯である。よって、カリエスの有病率は、カリエス病変が認められる歯や歯面、カリエスによって修復された歯や歯面、カリエスによって抜歯された歯や歯面の数を全て足して計算する。

永久歯列におけるカリエス有病率の指数でよく用いられるのは、DMF-TとDMF-Sで、この意味は *decayed, missing, filled teeth*と*surfaces*、つまり、（カリエスによる）ウ歯、喪失歯、修復歯と歯面である。13歳から19歳の子どもには、隣接面の状態を表現するために隣接面DF-Sを使うことがある。

乳歯列については、def-sと隣接面def-sがよく用いられるカリエス有病率の指数である。

カリエスの発生率

カリエスの発生率（カリエスの活動性）は、ある一定期間に新しく発生したカリエス病変の数を示す（図3:2参照）。よって、カリエスの発生率は、全ての新しくできた明らかなカリエスのある歯面の合計で計算する。永久歯列で一般的に使われる発生率の指数はDSと隣接面DSで、DSはカリエスのできた歯面全て、隣接面DSは隣接面カリエスの歯面のみを表す。

スウェーデンにおける地域の疫学

スウェーデンのほとんどの州では、小児と青年のカリエスについての疫学データを継続的に取っている。通常、全ての年齢群ではなく、指標となる年齢のカリエス指数を記録している。つまり、個人の調査範囲に関係なく、例えば3歳、6歳、10歳、12歳、15歳、19歳時に歯科医院に訪れた患児のデータである。

しばしば、歯科医療や地域歯科医療の一単位となる歯科医院区域毎に、小児と青年のカリエス指数がまとめられ、分析した数値が歯科医院に送られる。

横断調査

カリエスの有病率は、横断調査でも調べられる。つまり、ある時点における無作為に抽出した被験者の調査のことである。横断調査の例は、1973年、1978年、1983年、1993年、2003年のいわゆるヨンショーピング市（Jönköping）調査がある。

口腔健康に関するスウェーデン保健福祉庁の報告書

1985年以降、スウェーデン保健福祉庁は毎年小児と青年の口腔健康の向上を追跡するため、歯科局長から送られてくるデータをまとめている。

3歳児の乳歯列カリエスフリー者率は、1985年に83％で、2005年に95％に上昇していた。6歳児については、45％から73％になっていた。

12歳児のカリエスフリー者率については、1985年から2005年の間に22％から58％まで増加していた。同じ期間での1人あたり平均DF-Tは、3.1から1.0に減少していた（図3:3参照）。

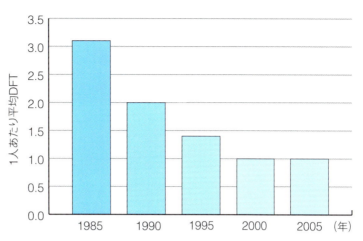

図3:3 1985年・1990年・1995年・2000年・2005年のスウェーデンの12歳児における1人あたり平均DFT

WHO世界目標

　世界保健機関（WHO）は、1981年に口腔健康について2000年の世界目標を設定した。12歳児のDMF-Tが3.0を超えないという目標だった。20年たって世界の国々の約70％が、この目標3.0を達成した、または、歴史上3.0以上になったことがなかった。2001年の12歳児DMF-Tの世界平均（128ヶ国）は1.7で、中国とインドを除くと（126ヶ国）2.2だった。

　WHOが12歳児のカリエスデータを選んだ理由は、多くの国で就学年齢の最長年齢が12歳だからである。

　スウェーデンでは、*19歳*の口腔健康の数字に特に関心が持たれる。この年齢は、小児と青年に対する無料歯科医療の対象年齢の最後の年だからである。1人あたり平均DF-Tは1985年に8.5だったのが、2005年に3.1に減少していた。隣接面カリエスフリー者（隣接面DFS=0）率は、この間に36.1％から59.0％に改善した。1人あたり平均隣接面DFSは、3.3から1.3に減少した。

　長い間続いた口腔健康の向上傾向は、最近になって横ばい状態である。21世紀の最初に口腔健康がどのくらい向上しているのかを評価するのは難しい。

エナメル象牙境以上に達した病変のみ

　スウェーデン保健福祉庁のカリエス疫学に関する報告書では、エナメル象牙境以上に達した病変のみを含めている。よって、スウェーデン保健福祉庁の統計ではエナメル質にカリエス病変がある者はカリエスフリーとみなす。この方針はWHOの勧告に従っており、矛盾はない。

　スウェーデン保健福祉庁の小児と青年の口腔健康に関する最新疫学データは、<www.socialstyrelsen.se>に発表されている。

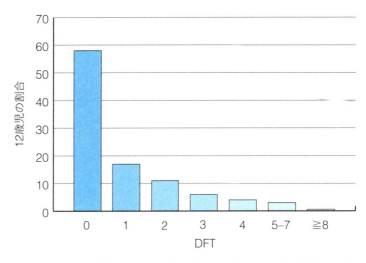

図3:4 2005年のスウェーデンの12歳児の1人あたり平均DFTは1.0だった。しかし、度数分布を見ると、実際はカリエスによる損傷の分布は不均等であることがわかる。

多くは健康だが、少数にひどい病状が集中

カリエス指数の統計については違う示し方でも表される。*平均値*は、カリエスの発生率についておおざっぱで一般的な表現であり、病変のない者、少ししかない者、たくさんある者の割合は全く反映されていない。

カリエスの歪んだ発生率

母集団におけるカリエスの発生率は、通常とても不均等に分布している。これは、ある者は高い、または非常に高い値であり、他の者は全くカリエスがないことを意味している。平均値でみるとカリエスの状況はコントロールできているという印象を与えがちだが、それだけでは語れない事象が生じている。事実、一部の者はたくさんのカリエスを有している。これについては、カリエス指数を階級分けし、それぞれの階級に何人の者が入るのかを示す。つまり、*度数分布*を得て、ヒストグラムとして表現する（図3:4）。

度数分布

SiC指数

最もカリエス発生率の高い者に注目するため、Significant Caries Index (SiC指数)が作られた。SiC指数は、その母集団において最もカリエスを発症させている上位1/3の人たちの1人あたり平均DMF-Tを計算する。この考え方は、設定したDMF-Tの目標値を全集団で達成した後に、さらにSiC指数でも目標値に達成するようにするということである。最初は国全体で、それが達成したら次はより小さな区域でという具合に継続し、「全ての人に口腔健康を」という最終目標を目指す。

スウェーデンの12歳児のSiC指数は2.6で、ジャマイカやセネガルは2.8だった。世界のほとんどの国がまだ3.0を超えているのが現状である。

エナメル質と象牙質カリエス－境界の変化

1980年代以降、カリエス病変を修復治療することについて、考え方が徐々に変わった。ここ10年間で、主なルールは、エナメル質に限局するカリエスは修復せず原因療法を行い、象牙質に広がるカリエス病変は修復治療を行なうというものになった。よって、エナメル質カリエス＝修復しない、象牙質カリエス＝修復するという図式である。

その後、象牙質外層も修復しなくても治癒させることができる場合があるという経験が増え、この選択肢を取ることがより一般的になった。エナメル質カリエス、時には象牙質に少し入った場合でも修復しないというこの方法に、残念ながら診断の仕方まで伴ってしまった。たとえ象牙質に病変が少し入っていても、である。適切な処置が行なわれないまま、診断の境界は、エナメル質カリエスと象牙質カリエスの間になってしまった。その結果、疫学の数値は、エナメル質に限局している場合カリエスとみなさないということになり、現実をよく見せている。象牙質病変は、実際は考えられているよりももっとあるだろう。

診断が処置に支配されている

象牙質病変は考えられているよりももっとある

演習問題

1. なぜカリエスの疫学の中で隣接面カリエスを取り上げることが特別に注目されるのだろうか？
2. スウェーデン保健福祉庁によるカリエスの疫学で、エナメル象牙境以上に達しているカリエスしか記録しないことの欠点は何だろうか？
3. 両親の教育レベルとプラーク中の酸産生にどのような関係があるのだろうか？

4 エナメル質、象牙質、セメント質に及ぶカリエス病変

　初期のカリエス病変は歯面にはっきりとした穴として見えるわけではないことは容易に理解できるだろう。しかし、歯面の下には大きなウ窩が広がっている。その後、損傷が歯の中にどのように広がっていくかは、歯面の状態に部分的に関係する。それはまたカリエスは、エナメル質・象牙質・セメント質へ異なる様式で広がる。

歯の構造と組成

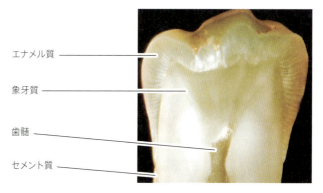

図4:1　健全な歯は、エナメル質・象牙質・セメント質・歯髄組織で構成されている。

エナメル質

　*エナメル質*は、その体積の約86％がハイドロキシアパタイト結晶$Ca_{10}(PO_4)_6(OH)_2$で、小柱として並んでいる。体積比の約2％は有機物、約12％は水分で構成されている。

硬く密である

　表面は硬く密であり、小柱の先はほとんど象牙質表面へ向かう。小柱間は液体で満たされており、細菌から生じる有機酸、つまり水素イオンはこの中へ拡散していく。すると、pHが下がり無機質の溶解が始まる。

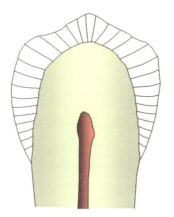

エナメル質
86％　無機質
12％　水分
 2％　蛋白質
（体積比）

象牙質
45％　無機質
25％　水分
30％　蛋白質
（体積比）

図4:2　エナメル質と象牙質の構成比。絵はエナメル小柱の並びを描いている。これは図4:1でも見られる。

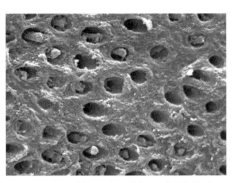 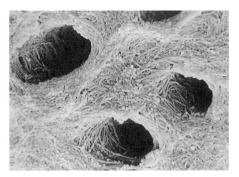

図4:3 研磨し、清掃した象牙質表面。象牙細管がはっきりと見える。象牙細管の直径は1-3ミクロンである。

図4:4 脱灰した象牙質で、コラーゲン線維のみ残存している。象牙質はかなりの部分をコラーゲンで占めていることが明らかにわかる。歯が形成される時、コラーゲン線維内外と周囲にハイドロキシアパタイトが沈着する。象牙細管の直径は1-3ミクロンである。

象牙質
象牙芽細胞

<u>象牙質</u>は、石灰化したコラーゲンのネットワークで一種の線維性結合組織である。その構造は、象牙細管が扇形に歯髄腔に向かって走行し、象牙質を形成する細胞－象牙芽細胞は、歯髄の最外層に存在する。歯の形成が終了してからもずっと歯髄腔壁に第二象牙質を作る能力を持ち続ける。

歯髄腔から象牙細管へ少し入ったところに、象牙芽細胞の一部である象牙芽細胞突起がある。象牙細管内は、それ以外は象牙細管内液で満たされている。

象牙質－生きた組織

エナメル質と違って、象牙質はカリエスのような刺激に反応する。よって、象牙質は生きた組織である。象牙細管内では新しい無機質が形成され、そのために象牙細管は狭くなり、歯髄方向へ象牙質が増加する。いわゆる修復象牙質である。これは、カリエスに代表されるような刺激から歯髄を防御するためである。

セメント質

<u>セメント質</u>は、象牙質よりも石灰化されてはいない。セメント質は、歯槽骨と歯を繋げる歯根膜のコラーゲン線維に付着している。

プラーク内細菌の酸が無機質を溶かす

表層下脱灰病変

カリエスは、歯面下約50ミクロンの喪失として始まる。これを"表層下脱灰病変"という。臨床的に診査する範囲では、表面に破壊はない。探針で表面を探っても、ウ窩を感じることはない。しかしながら、カリエスのプロセスは、エナメル質表面に既に罹患しており、その中には顕微鏡レベルの小孔が形成されている。

それにしても、歯面直下の方が脱灰が進んでいるというのは不思議な現象である。どうしてこのようなことが起こるのだろうか？

長い期間に何度も脱灰と再石灰化が繰り返されて、主にはフッ化物イオンだが、その他に鉛イオンや亜鉛イオンも高濃度に取り込んだ究極のエナメル質が誕生する。

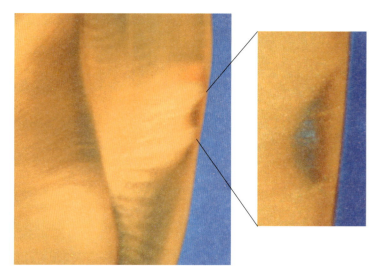

図4:5 損傷はないが歯面がカリエスに罹患した歯の断面の一部写真。小さい方の写真で、表層に広い実質欠損、"表層下脱灰病変"が認められる。

カルシウムイオン
リン酸イオン
水酸化物イオン

　これらのイオンは、エナメル質表面にアパタイトを作り溶解しにくくする。しかし、表面には顕微鏡レベルの小孔や小管は存在する。また、アパタイト結晶には小さなイオン、水素イオンを含んだ液体が浸透することができる。水素イオンが浸透すると溶解性が変わる。表層下のハイドロキシアパタイトは分解されてイオンの形で溶け出す。それらのイオンはカルシウムイオン Ca^{2+}、リン酸イオン PO_4^{3-}、水酸化物イオン OH^- である。前述のように、これを脱灰という。

初期カリエス

　平滑面の表面に臨床的な損傷がない間は_初期_病変という。表層下の無機質構造が変化して光が違う方向へ屈折するために、臨床的には_エナメル質_の白濁として認められる。もし、カリエスのプロセスが継続すると、エナメル質表面はより粗造になる。鈍くチョークのようになり、時に_チョーク様カリエス_と呼ばれる。もし表面を弱い力で探針によって触診すると、チョークの様な触感を受けるだろう。チョーク様カリエスとは、活動性のある初期カリエス病変をうまく表現している。

チョーク様カリエス

　しかしながら、_象牙質_や_セメント質_の初期カリエス病変は、白濁には変化しない。その代わり表面の色は、ほとんどが黄味がかった茶色になる。

初期カリエスの損傷は
壊れやすい

　初期カリエス病変は、特にエナメル質において壊れやすい。ちょうど小さなオアシス（生花用給水スポンジ）にマニキュアを上塗りしたような感じである。つまり、表面は硬くて壊れやすく、小さなひび割れが生じる、大変脆弱なものである（図4:5と6:3参照）。

進行は止められる

　初期病変は_進行_を止められる可能性がある。つまり、歯面の環境を生態学的に変えることによって進行速度を遅くするのである。その部位からプラークを除去する、残存細菌に発酵性炭水化物を頻回に与えることのないようにする、フッ化物を加えるといった手法が考えられる。

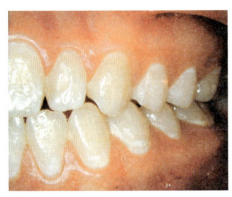
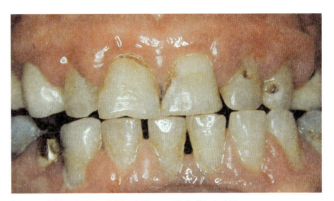

図4:6 歯頸部の初期カリエス病変。下顎に顕著に認められる。表面は鈍い色で粗造で、活動性のある初期カリエス病変の徴候である。チョーク様カリエスとして知られる。

図4:7 表層のカリエスと深いカリエスの両方が存在する。

エナメル質カリエス

平滑面カリエス

頬側面と舌側面にできるカリエス病変は、通常、歯頸側1/3の歯面である。この部位では長時間にわたってプラークが破壊されにくい。それより歯冠側は舌、頬、そして時には食物による摩擦のおかげで継続的に清掃される。平滑面カリエスは、初期病変で白濁や縞が認められることがある。

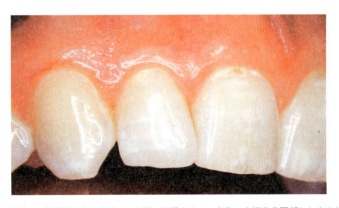

図4:8 上顎右側側切歯歯頸部の小さなチョーク様の初期カリエス病変。中切歯歯頸部にも小さなウ窩が認められる。エナメル質では、カリエスはその損傷が非常に速くウ窩へと進行する。なぜならほとんど全ての構成物が、細菌由来の酸によって溶かされるからである。ウ窩形成によって生態学的環境は劇的に変化する。歯面の小窩に細菌が留まり、磨き取ることが困難になる。将来の道筋、つまりウ窩のできた損傷の将来予測は、通常、ウ窩が拡大してその進行を止めるのは難しい。その結果ほとんどの場合修復が必要になる。

4 エナメル質、象牙質、セメント質に及ぶカリエス病変

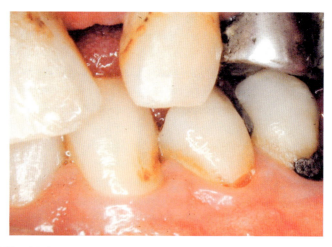

図4:9 下顎左側第一小臼歯の頬側に明らかな歯頸部カリエスがある。

裂溝カリエス

プラークの停滞域

エナメル小柱の方向に沿う

裂溝はプラーク停滞の代表的部位である。特に狭く深い裂溝では、長時間にわたってプラークが破壊されにくい。このような場所でも、カリエスの攻撃はエナメル小柱の方向に沿って深さを増す。裂溝の初期病変は、平滑面と似ているかもしれないが、裂溝の少し下から始まるのが普通であり、発見が難しい。よって、咬合面に明らかな徴候が認められる前に象牙質に広がっている可能性がある。

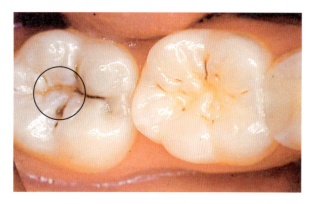 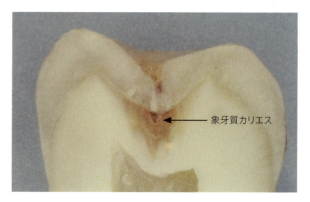

図4:10 咬合面カリエス病変の臨床像と断面。

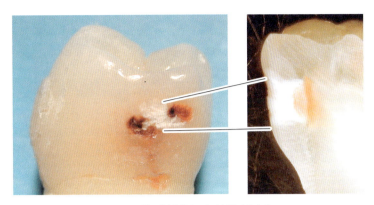

図4:11 初期カリエス病変についてチョーク様の外観がはっきりと認められる。

隣接面カリエス

　歯牙カリエスは通常、隣接面のコンタクトポイントより歯頸部側にできる。この部位もプラーク停滞域である。隣接面カリエスを発見するためには、一般的にX線診が必要である。

X線写真　$D_1 - D_3$

　X線写真では、初期カリエス病変はエナメル質に透過像として写る。X線写真によっていくつかのステージに分けられ、通常、次のような用語と定義が与えられる。

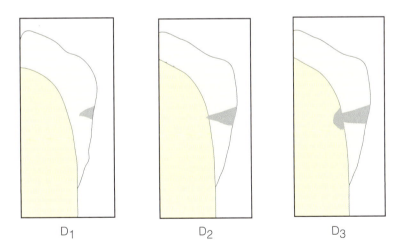

図4:12 様々な深さの隣接面カリエス病変 $D_1 \cdot D_2 \cdot D_3$ について、エナメル質と象牙質への広がりを図式化したもの。

4 エナメル質、象牙質、セメント質に及ぶカリエス病変

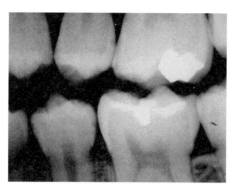

図4:13 下顎左側第二小臼歯近心にD₁、遠心にD₂の隣接面カリエスが認められる咬翼法X線写真。

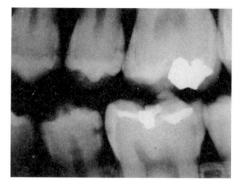

図4:14 下顎左側第二小臼歯遠心にD₃の隣接面カリエスが認められる咬翼法X線写真。

エナメル質カリエス D_1

エナメル質カリエス D_1：
　カリエス病変がV字またはU字形の透過像を示してエナメル質内に広がっているが、エナメル象牙境まで到達しない（例　図4:13の上顎左側第二小臼歯遠心と第一大臼歯近心）。

エナメル質カリエス D_2

エナメル質カリエス D_2：
　カリエス病変がV字またはU字形の透過像を示してエナメル質内に広がり、エナメル象牙境まで到達しているか、それを超えているが明らかに象牙質まで入っているわけではない。

エナメル質カリエス D_3

エナメル質カリエス D_3：
　カリエス病変がエナメル質と、明らかに象牙質に広がる透過像として表れている（例　図4:14の下顎左側第二小臼歯遠心）。

X線写真は何を示すか？

　X線写真は無機質の喪失量を示す。無機質の量が減少すると透過度が上がるからである。臨床においてカリエス病変を治療すべきかどうか決定するために、X線写真を考慮する場合、いくつかの因子に留意する。前回撮影したX線写真と比較して深さや位置の変化はどうか、より多くの病変が発症しているかなどは、どの治療方法を選択するかを決める重要な観点である。

ウ窩の有無

　その病変を処置する際に重要なのは<u>ウ窩</u>の有無である。表層にウ窩のない状態ならば、進行を止めて経過を見ることができる（後述）ので、正当な治療をするならば、これを評価することが重要である。しかし、X線写真では隣接面のエナメル質表面にウ窩の有無を判断することができない。しかしながら、歯面が破壊されているかどうかそのリスクを評価するためのエビデンスはある（図4:15参照）。

	X線写真での評価		
	D_1	D_2	D_3
その隣接面にウ窩がある可能性	0-20 %	10-30 %	40-80 %

図4:15 X線写真での異なる評価における隣接面カリエスの損傷の可能性。

根面カリエス

根面にできるカリエス病変、つまり根面カリエスは、セメント質から始まるか、あるいはセメント質が喪失してしまっている場合は直接象牙質から始まる。初期根面カリエスの損傷は、"表層下脱灰病変"であるが、決してチョーク様ではない。黄みがかった茶色である（図4:16と4:17参照）。

根面はカリエスに罹患しやすい

セメント質と象牙質は、エナメル質より高いpH（約6.3 - 5.5)で脱灰される。これは、根面はエナメル質よりもカリエスに罹患しやすいということを意味する。

象牙質カリエス

象牙質はエナメル質よりも明らかに多くのタンパク質を含んでいるので、象牙質にできるカリエスの見た目はエナメル質と異なる。しかし、エナメル質で最初に溶かされるのが無機質であるように、象牙質カリエス病変でも最初に無機質が溶解される。すると、象牙質のタンパク質部分つまりコラーゲンが露出する。それから酵素による分解が始まる。すなわち、カリエスに罹患する最初の間は象牙質も脱灰に対して少々頑強であるが、その後は完全に分解されてしまう。残遺物は、チーズの乳清のような色と感触をしている。

乳清のようになる象牙質カリエス

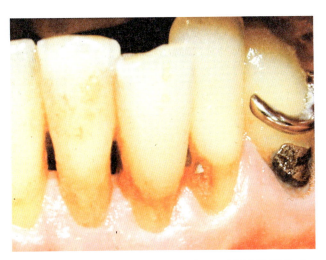

図4:16 ウ窩のある活動性根面カリエスとウ窩のない活動性根面カリエス

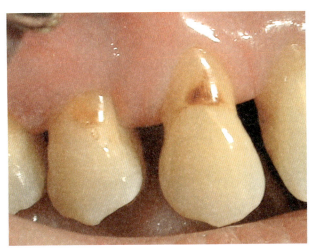

図4:17 ウ窩のない非活動性根面カリエス。侵襲性はずっと低くて軽い。

4 エナメル質、象牙質、セメント質に及ぶカリエス病変

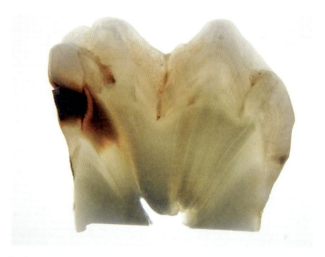

図4:18 エナメル質と象牙質に広がる隣接面カリエスの損傷（歯の断面）。

象牙質内に到達したカリエス病変は、象牙細管に沿って広がり歯髄へ向かう。

二次カリエス

二次カリエスとは、既に修復された歯面にできる新たなカリエス病変である。

好発部位

カリエス病変は、ほかの部位よりもある部位ではより頻繁に発症する。これらをカリエスの好発部位という。プラークが停滞し、長期にわたって破壊されない部位である。裂溝、盲孔（上顎側切歯の口蓋側に認められることがある）、平滑面の歯頸側1/3、隣接面、露出根面である。また、修復物マージンも好発部位に含められる。しかし、歯面にプラークが長い間停滞しただけではカリエスは発症しない。いくつかの他のファクターが明らかに存在するからである。

活動性と非活動性カリエス病変

急性カリエス病変

急速に進行

粗造でチョーク様

急性カリエスとは、急速に進行するカリエス病変である。疾患のプロセスは非常に活動的で、例えば、唾液減少症の患者が30分に1回ジュースを飲んでいるといった場合に起こる。歯質破壊は非常に速く進み、臨床的には歯牙組織が急速に分解されると変色しないのが普通で、損傷が非常に軽いと歯が変色する。エナメル質での急速進行性の破壊は、粗造でチョーク様となる。ウ窩が象牙質に達すると、たいていは明るい茶色から黄色で軟らかく湿っている。

全ての活動性カリエス病変は、治療が成功するまでにある程度進行してしまっている。それらに対する処置内容は必ず進行停止をするものであり、通常はフッ化物の応用で可能である。それから、損傷程度によって修復処置が必要かどうかを判断する。

4 エナメル質、象牙質、セメント質に及ぶカリエス病変

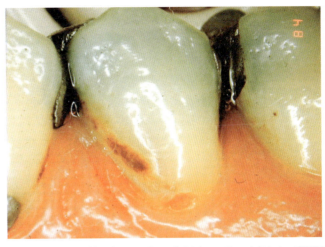

図4:19 カリエスに罹患した象牙質が歯頸部にあり明るい黄色をしている。これは小さいが活動性病変である。左側にあるエナメル質の変色は、非活動性の初期カリエス病変で、かなり変色している。

非活動性または慢性カリエス病変

非活動性カリエスは
硬く光沢がある

非活動性または慢性カリエス病変は、<u>エナメル質</u>では表面は硬く光沢がある。わずかに変色することがあり、しばしば白濁の縞が認められる（図4:20参照）。

<u>根面</u>の非活動性カリエスは、ほぼ黒色をしている。表面は光沢があり平滑であるが、革様と表現する方がよいだろう。硬く、色調は通常、エナメル質より暗い（図4:17参照）。

慢性あるいは非活動性カリエス病変は、口腔環境を変えなくても悪化しない、つまり進行しない。このような損傷に治療は必要ないが、経過観察はすべきである。悪化しないので、修復もフッ化物療法も必要ではない。しかしながら、審美的理由でこのような損傷に充填をすることもある。

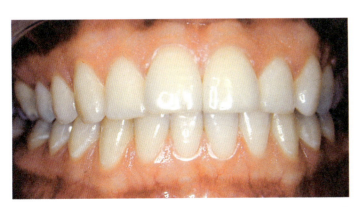

図4:20 下顎側方歯群の歯頸部にある白い縞は、光沢があり平滑である。これは非活動性エナメル質カリエスの徴候を示す。

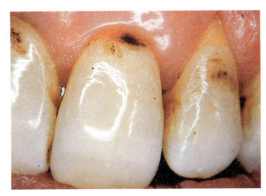

図4:21 歯冠と歯根の両方に非活動性の変色したカリエスの損傷がある。

カリエス病変の症状

歯髄または象牙細管の神経終末に刺激が伝わる

カリエス病変は、様々な種類の痛みの症状を引き起こす。常にとは限らないが、どのくらいカリエスが広がっているかにもよる。カリエス病変による痛みは、歯髄腔または象牙細管の神経終末に刺激が伝わることで生じる。健全歯では、神経終末はエナメル質と象牙質によって保護されていて、それらはほとんどの刺激や、極度に熱い物・冷たい物に対して良好なバリアとなっている。このバリアが破壊されると、例えばカリエスの損傷や破折などが生じると、化学的・物理的刺激が神経終末を刺激する。象牙細管は内液を含み、その動きが神経終末を刺激して痛みの感覚を与える。歯髄腔からの痛覚は、様々な長さと強さの鋭い痛みとして知覚される。

この歯髄に対するバリアが破壊されると、口腔環境からの物質が歯髄に接触する。プラーク由来の細菌毒素などである。これは、エナメル質の明らかなカリエス病変の初期段階で起こる。その時、歯髄は他の組織で起こる炎症反応と同じ反応をする。この炎症反応は修復象牙質の形成を促し、バリアを再構築しようとする。しかし、歯髄は刺激に敏感でもある。よって初期カリエスの損傷を負った歯は、冷たい飲み物やアイスクリームのような物に、より過敏になる。

修復象牙質の形成

象牙質内液の動きが痛覚を与えているので、もし象牙細管口が口腔に対して開口していると、非常に簡単に内液の動きが誘発される。象牙細管の開口は、破折して生じた新鮮な象牙質面や露出根面にも生じる。唾液からのカルシウム塩が沈着することによって、象牙細管では内液の動きがそのうちになくなり痛みも消失する。

例えば充填物や修復象牙質などでこのバリアが修復されると、ほとんどの場合症状はなくなる。

歯髄刺激因子

機械的刺激
- 象牙質の切削やプロービング
- 切削時の振動

物理的刺激
- 温刺激
- 冷刺激
- 浸透圧（例　糖濃度が高いと象牙細管から内液を引き寄せる）

化学的刺激
- 細菌毒素
- 食物由来の酸または胃酸
- ホワイトニング剤に含まれる過酸化カルバミド

歯髄炎

　持続的な刺激は炎症反応を増悪させ、その歯は全種類の刺激に対してとても過敏になり、明らかな外因性因子がなくても痛みが生じる可能性がある。この状態を症候性歯髄炎（歯髄組織の炎症）という。

根尖性歯周炎

　歯髄へのバリアが細菌の侵入をもはや防げなくなると、歯髄組織は徐々に感染して死ぬ。歯髄組織が死ぬ（壊死）と、知覚は残らない。しかしながら、感染した歯髄と細菌毒素は根尖周囲を刺激して炎症を起こす。その結果が根尖性歯周炎である。稀ではあるが、歯髄腔から細菌が根尖周囲組織へ広がっていく場合がある。

演習問題

1. カリエスの好発部位とは何だろうか？
2. 初期カリエスと明らかなカリエスの損傷を区別することはどうして重要なのだろうか？
3. カリエスの損傷がX線写真から認められる時、ウ窩の有無をどうやって評価するか？
4. 何が歯髄の神経インパルスを引き起こすのだろうか？またどのように知覚されるのだろうか？

5 カリエス病変の進行

　臨床的あるいはX線診により、最初に小さなカリエス病変が記録された時には、既にそのカリエスは、長い間口腔内やX線写真で気がつかれないまま進行し続けていたことを意味している。その損傷が発見された時点から、違うプロセスを踏むことができる。原因因子をコントロールすれば、そこで進行を止めたり、慢性化させたりできるのだ。しかし、そこから破壊が起きることもありうる。その損傷が小さくエナメル質表面が健全であれば、進行を遅くするのは簡単である。

繰り返す進行

　カリエス病変の進行速度は、発症時に関与していたのと同じ因子が関係している。しかし、歯面が破壊されウ窩が形成されていると、進行速度は速くなりがちである。

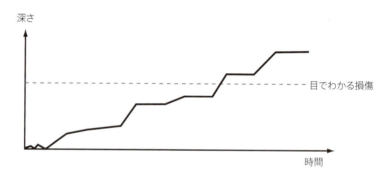

図5:1　ある1つのカリエスの損傷がX線写真上どのように深くなっていくのかを示した模式図。損傷進行が始まったばかりのところから、臨床的にまたX線写真上で、目で見てわかるようになるまでに長い時間がかかっている。進行を止めたり治癒させたりすることが最も簡単な時期で、成功すると完全に消失する。しかし、カリエスの因子が継続してしまうと、損傷はさらに大きくなる。通常、再発が生じる。損傷が深くなっている時期は、攻撃因子が強いことを示す。例えば、自宅を離れた未成年者が、頻回な炭水化物の摂取をするなど。その他の時期は、食事はあまりウ蝕誘発性でないために進行が緩やかである。

エナメル質内と象牙質内の進行速度

　現在のスウェーデンでは、カリエス病変はどのように進行するだろうか？ この問いに対して、27歳までの若年者を対象にした研究でカリエスの進行がどのくらい速く進むのかを示している。たくさんの因子が関係するのだが、研究ではこれらの被験者の平均値で表している。

　進行速度にとって重要だと明らかにされた因子の1つは、患者の年齢である。進行は若いほど速い（図5:2参照）。2つ目の因子としては、初期カリエスの存在である。患者に初期病変が多いほど個々の病変が進行するリスクが高い。3つ目の因子は歯面である。

5 カリエス病変の進行

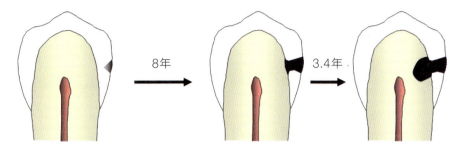

年齢	1年間で進行した損傷の割合
12-15	33%
16-19	18%
20-27	11%

図5:2 スウェーデンの若年者におけるX線写真によるカリエス進行の平均。エナメル質に最初の損傷が認められてから象牙質内にそれが進行するまで、約8年（中央値）かかっている。そこから象牙質の厚さ1/2を超えるまでには、約3.4年（中央値）かかっている。
表は、患者の年齢による隣接面の損傷の進行を示す。12-15歳では、1年に33%がエナメル象牙境から象牙質外層まで進行したが、他の2つの年齢グループでは、そこまで進行したものはもっと少なかった。（出典：Mejàre et al., 1999, 2004 と Lith et al., 2002）

　進行速度の平均値は、上顎第二小臼歯の遠心面で速く、上顎第一大臼歯の遠心面で遅かった。これらの歯面による違いの原因は解明されていない。

　当然ながら、個人の個々のカリエスリスクが重要な役割を持つ。

X線写真上の進行をフォローすること

　初期カリエス病変は修復すべきでないが、処置はされるべきである。つまり、それらが早期に診断されて患者ができるだけ早期に気がつくことが重要である。新しい初期カリエス病変は、口腔内に局所的な環境問題が生じていることの確かな徴候であり、患者の歯はそれに耐えられない段階にきている。よって、注意を向けることが必要なのである。

損傷は"傷跡"として残る

　隣接面の損傷がX線写真で認められることがある。その損傷が進行していた時点での口腔環境を患者が変えることができれば、進行は時間をかけて止まる。その代わり損傷は"傷跡"として、おそらく生涯にわたり残るだろう。

5 カリエス病変の進行

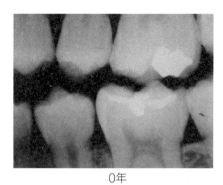
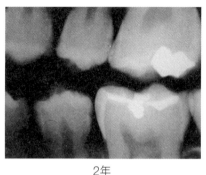
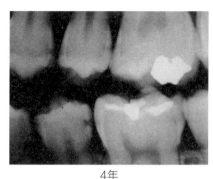

0年　　　　　　　　　　　2年　　　　　　　　　　　4年

図5:3　4年間に進行した多数の隣接面カリエス病変を示す咬翼法X線写真。

どの時点で治療するのか？

全ての活動性カリエスは処置の対象

　全ての活動性カリエス、つまり進行性の徴候を示すものは処置の対象である。どのような処置をするかは、深さと進行速度によって変わる。経験則では、エナメル質に限局した損傷に対して充填はしない。その代わり原因因子と防御因子の両方に影響を与える処置を行なう。

　図5:3（4年）の下顎左側第二小臼歯遠心のように、象牙質にまで広がった損傷に対しては経験則では*追加的*に充填を行なう。この場合の充填の目的は、進行を局所的に停止させ、歯髄に対してのバリアと機能を再構築することである。しかし充填処置が全てのカリエス原因因子に影響を与えるわけではない。カリエスリスクを変えることなしに充填だけをした場合、すぐに充填物辺縁の歯質に新しいカリエス病変が生じる。

原因療法的な介入方法

カリエス病変の原因：
- 食事因子
- 細菌因子

病変の進行を遅らせるための方法：
- フッ化物
- 唾液分泌量を増加させること

　病変が非活動性の状態にならないと考えられ、既に深い場合は充填処置をする。

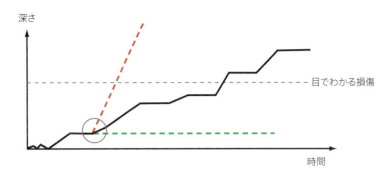

図5:4 カリエスの進行と進行速度について3つの異なるコース。円で示したところから、赤・緑・黒の線で示す。他の詳しい情報から、これらのコースが予測できるだろうか？
赤線は、カリエスリスクファクターが優位になった時のコースを示す。例えば、投薬によって唾液の分泌量が減少した場合などである。もし食事因子や口腔衛生因子がそのまま維持されれば、カリエスリスクは上昇したままである。
緑の線は、カリエスの防御ファクターが優位になった時のコースを示す。例えば、砂糖含有のソフトドリンクを1日17回飲んでいたのをミネラルウォーターに変えるといった、悪い食事習慣がよくなった場合などである。

演習問題

1. なぜカリエス病変は進行するのだろうか？
2. カリエス病変がエナメル質を貫通するのにどのくらいかかるだろうか？
3. 初期カリエス病変に修復治療が必要ないと考えるのはなぜだろうか？

6 カリエス：記録と診断

疾患とその行なうべき治療が関係する他のあらゆる場合に当てはまるように、その疾患・損傷・後遺症を表現するために使用される用語がある。本章では、カリエス病変が認められた時にどのように認識するのか、それが進行しつつあるかどうか、損傷が大きくなるリスクがあるのかどうかを評価する方法について述べる。

カリエスの記録

カリエスの*記録*と*診断*の考え方の違いについて。

カリエスの記録　*カリエスの記録*とは、カリエスによって生じていると考えられる歯の病変を認定することを意味する。臨床的なカリエスの記録をどのように行なうかについては、*カリエスの臨床的記録*という次の見出しで説明する。

カリエスの診断　一方、*カリエスの診断*とは、カリエスの疾患と徴候についての知識を通して、その症例における病変の原因、病変の予後、他の歯面に起こっている損傷のリスクについて評価することを意味する。

カリエスの診断では、ミラーと探針を使った臨床診査とX線写真を組み合わせる方が、単独で行なうより信頼性が高い。

カリエスの臨床的記録

カリエスの臨床的記録を可能にするために、歯面を清掃・乾燥させて十分な光源を当てる。詳細は以下の通り：

- 歯面を清潔にする
- ロールワッテや排唾管で唾液を排除し、乾燥を維持する
- 光源を最適にする。術者の後頭部から光を直接当てるのがよい
- デンタルミラーは、見るためと光を反射させるための両方の目的で使う
- プローブは視野をコントロールするために使うが、決してそれで突かず、弱い力で歯面上を動かすこと。初期病変にプローブが押し込まれてウ窩が拡大する恐れがある。咬合面では、プローブを使って裂溝の深さを調べたり、フィッシャーシーラントなどが適応かどうか決定したりすることが必要な場合がある。
- 記録はシステマティックに行なうこと

カリエスのX線写真における記録

- X線写真を乾燥させてシャウカステンに並べる
- Mattson双眼鏡を使う
- 以前に撮影したX線写真と比較する
- 記録はシステマティックに行なうこと

カリエスのデジタルX線写真における記録

- コンピュータのモニターはクオリティの高いもので、キャリブレーションされていなければならない
- 部屋の光は約50ルクスにする。これは治療中の光よりずっと暗い
- 以前に撮影したX線写真と比較する
- 記録はシステマティックに行なうこと

カリエスの記録のための特別な補助手段

透過光

光ファイバーを使って、光を集中させて接触部位の透過光を利用する。光源をコンタクトポイントから歯の内部に向けると、カリエス病変は隣接面に暗い点として認められる。この方法はFOTI（光ファイバー透過法）と呼ばれることもある。

蛍光法

エナメル質表面に特定の波長の光を照らすと蛍光を放射する。反射された光は波長が長く、健全なエナメル質は特定の蛍光を放射するが、カリエスの損傷を受けたエナメル質は光が乱反射して蛍光が変わる。光をフィルターに通して分析するとカリエス病変は暗い色として示される。

蛍光法は、通常光とQLF（定量蛍光法）の両方の形の光源と、レーザー（Diagnodent）の形で利用できる。後者の場合には、特別なハンドピースと数値を表示する検出器がある。これらの方法は現在、カリエスの研究でよく利用されている。

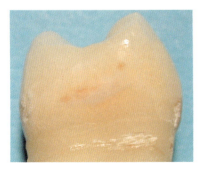
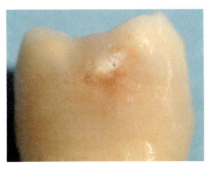

図6:1　左の写真では変色した斑点と白濁部位が認められる。右の写真では明らかなチョーク様の初期カリエスの損傷が認められる。これらの隣接面病変は、通常、臨床的には見つけられない。右写真の明らかなチョーク様の病変はX線写真においては図6:2の左側の病変の透過像に相当する。

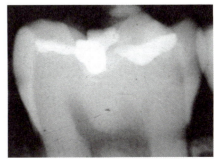

図6:2　大臼歯の近心に初期病変（D_1）、遠心に明らかな病変（D_3）が認められる。

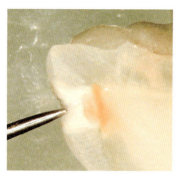 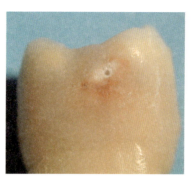
図6:3 探針を使ってウ窩をたやすく作ることができる。いわゆる医原性損傷である。

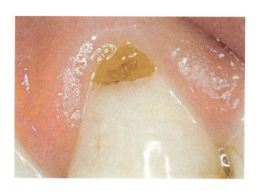
図6:4 頬側に明らかなカリエス病変が認められる。

カリエスの診断

個々のカリエス病変に対する診断

初期病変

平滑面においては、*初期段階*では病変にウ窩はない。X線写真では通常D_1とD_2である（25・26ページ参照）。

明らかな病変

平滑面では、*明らかな*病変にウ窩が伴い、X線写真では通常D_3の深さである。

歯列内のカリエス病変の総計に対する診断

カリエスの有病率

カリエスの有病率は、存在するカリエス・修復物・カリエス由来の喪失歯の歯数または歯面数の総計である。deft、defs、DMF-T、DMF-Sで表す（3章参照）。

カリエスの発生率

カリエスの発生率は、1年あたりに新しくできたカリエス病変の数を示す。

*カリエスの活動性*の高い患者では、過去1年間に1つ以上のカリエスが発症する。

*非常に高いカリエスの活動性*があると、多くの病変ができてしまうだろう。この場合、非典型的なカリエスの像が認められることが多い。つまり環状カリエスという頬舌側歯面に複数の新しい病変が発症したり、下顎前歯に複数のウ窩が発症したりする。

カリエスリスク

新しいカリエスができるリスク、または現存する病変が深くなるリスクをいう（11章参照）。

カリエスの予後

カリエスの進行についての将来の評価または予測をいう。通常、*良い*・*疑わしい*・*悪い*という分類で予後を語る。予後は、個人のカリエスリスク因子と異なる治療方法の効果について知られている全ての入手可能なデータに基づく。

カリエスの鑑別診断

歯牙硬組織の実質欠損がカリエスとは異なる原因で生じることがある。異なった理由でもカリエスに似た病変もあるが、一般的に次のような特徴の違いがある：

- *部位*：カリエス病変は、ほぼ必ず好発部位に生じる
- *分布*：カリエス病変は、歯と歯列の両方において典型的な分布をすることが多い（好発部位については28ページ参照）
- *色、形、質感*：カリエス病変は、色、形、質感に典型的な様相を持つ
- *進行*：カリエス病変は典型的なコースをたどる

石灰化の異常

エナメル質減形成

エナメル質形成の欠損

歯蕾において、エナメル質を形成する細胞であるエナメル芽細胞が損傷を受け、エナメル質形成に欠損が生じる。その結果、形成の終わった歯のエナメル質表面に穴やくぼみができる（図6:5）。このようなエナメル質の異常を*エナメル質減形成*という。エナメル質減形成の原因は、永久歯の歯蕾に影響する乳歯にある場合や、局所的な感染が考えられる。また、遺伝的なエナメル質減形成もある（図6:6）。

エナメル質石灰化不全

正常な形態だが色や輝きが異なる

上と同様に、歯蕾の石灰化期に様々な理由によって脆弱な歯蕾の石灰化が十分に行なわれないことがある。これは*エナメル質石灰化不全*として知られている。石灰化不全部位は、正常な形態をしながら色や輝きが異なる（図6:7）。白濁、黄色、または茶色になることがある。病変はエナメル質表面下に存在する。石灰化不全が生じたエナメル質は摩耗に対する抵抗性が低い。

*歯牙フッ素症*はエナメル質石灰化不全の一種で、歯の石灰化期にフッ化物の摂取量が多いことで起こる。

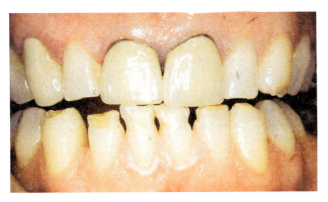

図6:5 エナメル質減形成。下顎切歯に顕著な窩と溝が着色の有無に関わらず認められる。

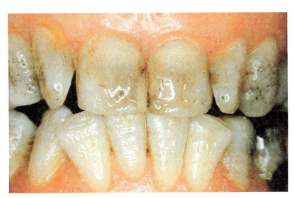

図6:6 遺伝性エナメル質形成不全症。遺伝によるエナメル質減形成の一種である。

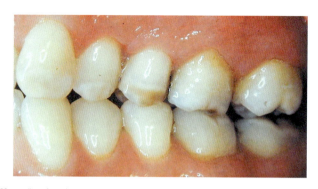

図6:7 エナメル質石灰化不全。上顎に不透明で茶色の部位がある。歯面は平滑だが石灰化に欠陥がある。

化学的・機械的トゥースウェア

酸蝕症

　酸蝕症は化学的なトゥースウェアで、酸がエナメル質や象牙質を溶かし、歯面の広い部分が一様に喪失することである。カリエス病変と外観が異なり、より広い部位に影響して、いわゆる表層下脱灰病変は生じない。純粋な酸蝕症というのは稀で、大概はブラッシングや咀嚼などの機械的トゥースウェアが関与する。

　酸蝕症を引き起こす酸は、口腔細菌由来ではない。食事由来や、特に摂食障害患者の場合は胃液由来である。酸蝕症の原因は次の3つのグループに分けられる：

外因性：食べ物、飲み物、空気中由来の酸
内因性：胃酸（嘔吐または逆流）
特発性

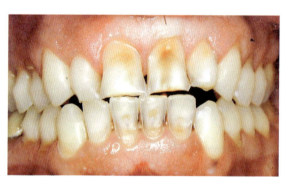

図6:8 20年以上1日に数回オレンジジュースを飲んでいた患者の酸蝕症病変。病変は主に頬側歯面に認められるが、上顎口蓋側にも存在する。頬側の病変はジュースを摂取した直後、日に数回ブラッシングしていたためにひどくなったものと考えられる。歯面には光沢がない。つまり、酸蝕症は活動性である。

（欄外）
化学的トゥースウェア
機械的トゥースウェアが関与

6 カリエス：記録と診断

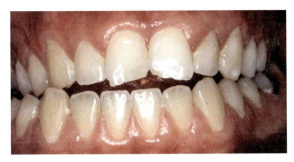

図6:9　過食症患者の切歯の切端がギザギザに侵蝕されて開咬を呈している。

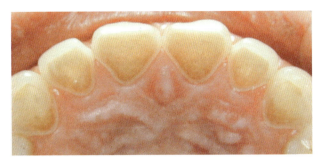

図6:10　過食症患者の上顎切歯口蓋側に酸蝕症病変が認められる。露出象牙質の周りにエナメル質が環状に認められる。嘔吐の後しばらくの間、舌が胃酸を停留させるために、酸蝕がこの面に分布しやすくなるのだろう。象牙細管が歯髄に対して開口してしまっているために、歯は熱さ・冷たさ・甘味・酸味にとても敏感である。

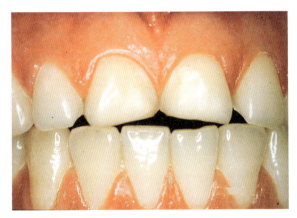
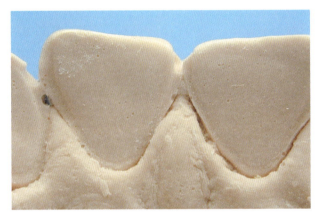

図6:11　上の2枚の写真は、図6:10と同じ患者である。左の写真より、上顎左側中切歯と上顎右側中切歯の臨床的歯冠長の1/3が喪失していることがわかる。歯面には光沢がない。左の写真の側切歯の切端は薄く、鋭い。右の写真より、石膏モデルで残存エナメル質と露出象牙質の境界がはっきりわかる。

酸蝕症病変の診断

- *部位*
  胃酸による酸蝕症病変は、通常、最初に上顎前歯口蓋側面に生じる。その後、小臼歯の口蓋側面と咬合面を侵蝕する。食物由来の酸では、頬側と切歯の切端に罹患することが多い。酸味のある果物も咬合面に酸蝕症を引き起こす。

- *色*
  エナメル質が喪失していなければ、一般的に色は周囲の歯質と変わらない。活動性のある酸蝕症では、表面は鈍い色でプラークが付着していない。

- *分布*
  歯面が酸にどのくらい曝されていたかにより、損傷が咬合面にどのくらい及ぶかが決まる。また、酸がその歯にどのような方法で接触したのかも影響する。例えば、ワインテスターのワインを評価する時の方法の全ては、酸蝕症の観点からいうと全くよくない。ワインはもちろんpHが低く、室温のワインを口腔内にズズっと吸い込む。冷たいワインをストローで飲むより、多くの歯面とより広い歯面に酸を曝すことになる。

- *構造*
  酸蝕症は平滑で、歯の豊隆を平らにする。

- *症状*
  過敏痛が共通して生じる。

- *疫学*
  酸蝕症の発症は増加しているようだ。英国の14歳児の半数に象牙質に達する酸蝕症があった。その理由はジュースやソフトドリンクの摂取量が増加していることだと考えられる。

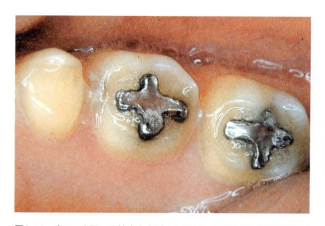

図6:12 全ての歯面に酸蝕症病変が認められる。アマルガム充填は抵抗性があるため、咬合面から浮き上がっているように見える。この患者は1時間に何回も酸性の健康食品を摂取することを1年半続けていた。

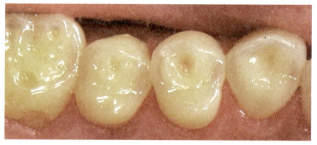

図6:13 全ての歯の咬頭に明らかな"杯状"の窩が認められる。咬頭部分で露出した象牙質は周囲のエナメル質より速く溶けてしまう。この患者はソフトドリンクをとても頻回に摂取していた（コンピュータの前でだらだらと1日につき2リットル）。

ダイエットドリンクも同じく酸性

しかし、摂取回数の方が、酸蝕症が生じるか否かを決める最も重要な因子である。ジュースやソーダを1日にグラス1杯飲んでも問題はないが、1日を通して5〜6回ちびちびと飲んでいると問題である。いわゆるダイエット飲料も同じく酸性なので、普通のソーダと同じ滴定酸度を持つ。つまり、酸蝕症のリスクという意味では、同じだけ"危険"な飲み物である。

飲料	pH	滴定酸度	酸蝕症のリスク
コーラ	2.5	0.7	中くらい
オレンジソーダ	2.9	2.0	中くらい
グレープフルーツジュース	3.2	9.3	高い
アップルジュース	3.3	4.5	高い
白ワイン	3.7	2.2	中くらい
オレンジジュース	3.8	4.5	高い
ビール	4.4	0.5	低い

図6:14 酸蝕症をもたらす飲料の酸性度。決定因子は飲料のpHではなく、滴定酸度（酸性度、水素イオンの量、または水酸化ナトリウムなどの溶液で中和するのに必要な量）である。コーラよりジュースの方が滴定酸度が高いので、酸蝕症のリスクが高い。よって、ジュースを中和するのにはより多くの唾液が必要である。(Shaw & Smith 1999より)

- *治療*

酸蝕症の治療は原因除去に焦点を当てるが、酸蝕症に罹患した歯面への機械的摩耗のリスクを軽減することも含まれる。嘔吐直後や酸性の食物や飲料を摂取した直後のブラッシングは避けるべきである。

フッ化物ジェルのトレー法のようなフッ化物療法は、酸と機械的摩耗の両方に対する抵抗性を高める上で適切である。また、薄くコンポジットレジンで酸蝕症に罹患した歯面を覆うことも、特に酸蝕症の原因が除去できない間は有効である。

咬耗と摩耗

機械的トゥースウェア

咬耗と摩耗は、両方とも機械的なトゥースウェアである。通常、咬耗は長年にわたる歯軋りにより歯が自然にすり減ってしまうことを表す。摩耗は、歯ブラシや歯磨剤によって歯がすり減ることで、パイプの柄やヘアピン、食物中や空気中の研磨粒子によることもある。

楔状欠損

集中的なブラッシングにより生じる

楔状欠損は、ほとんどは頬側面の歯頸部に生じる。特に小臼歯と犬歯に多い。楔状欠損の理由はたくさんあるだろうが、スカンジナビアの捉え方では、これらの損傷は集中的なブラッシングによるもので、時に酸蝕症と組み合わさって生じると考えられている。

アブフラクション

アブフラクションとは、好ましくない機械的負荷が歯にかかったために生じる欠損で、不適切なブラッシングによって生じる楔状欠損とは違う。小臼歯が最も罹患しやすい。

歯頸部に生じる欠損の理由については議論のあるところで、ほとんどの場合は摩耗・咬耗・酸蝕症の組み合わせで生じていると考えられる。

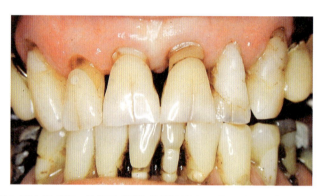

図6:15　上顎右側の犬歯と第二切歯の唇側面に楔状欠損が認められる。恐らく力強いブラッシングによるものだろう。

演習問題

1. 酸蝕症病変とカリエス病変の違いは何だろうか？
2. カリエスの損傷を診断するのとカリエスを疾患として診断するのとはどう違うだろうか？
3. オレンジジュースの方が炭酸飲料よりも酸蝕症のリスクが高いのはなぜだろうか？
4. ダイエット飲料が歯に与える影響はどうだろうか？

7 カリエスの病因－微生物学

　細菌は歯面上にプラーク、いわゆるバイオフィルムを形成する。カリエスの観点からいえば口腔レンサ球菌は重要な細菌である。なぜなら、プラークを形成しやすく、酸産生能があるからだ。口腔内の糖濃度が高くなると、口腔レンサ球菌は乳酸を産生し、それが歯質を脱灰する。口腔レンサ球菌のうち、ミュータンスレンサ球菌は初期の歯質脱灰に関与する。ラクトバチラス菌も大量の乳酸を産生でき、カリエス病変を深くすることに貢献している。

口腔生態系

　口腔には何百種類もの異なる微生物種がいるが、主に細菌と真菌である。微生物は歯や粘膜に付着する。そこから剥がれた微生物は唾液の中に戻る。そして唾液1ml中には1億から10億の微生物が存在する。

細菌は歯面に蓄積する

　粘膜表面は常に上皮細胞が剥がれ落ちて新しくなるため、そのような細胞に付着している細菌も一緒に嚥下されて口腔内からいなくなる。しかしながら歯面は新しくなることはないため、細菌は歯面のバイオフィルム内で蓄積していく。バイオフィルムは、その中の細菌が分裂したり、唾液から新しい細菌が加わったりして成長する。こうしてバイオフィルムは安定した生態系を歯面上に作り上げ、その中で最も適応した種が優勢になっていく。

基質の供給

　口腔内の環境はプラーク内の細菌種に影響するが、同時にプラーク産生能にも影響する。カリオロジーにおいて最も重要な環境因子は、砂糖のような発酵性炭水化物と唾液である。糖類が大量に供給されると酸の産生が上昇する。部位によっては基質が直接供給され、酸性環境が確立すると耐酸性菌の割合が上昇する。糖類（スクロース）が供給されるとプラークはますます体積を増していく。

　唾液は防御因子として働く。プラーク内細菌によって産生された酸を薄め、また中和する。よって、プラークpHが低い状態の時間を短縮するのに役立っている。ドライマウスの患者では唾液の中和効果のほとんどが失われるため、糖類摂取後pHが長時間にわたって低いままになってしまう。

カリエス誘発性細菌

　1889年、アメリカの歯科医師で微生物学者のWD Millerは、口腔細菌が炭水化物から酸を産生し、それに歯質を脱灰する能力があると説明した。1924年、J. Kilian Clarkeによっ

ミュータンスレンサ球菌

て最初に<u>ミュータンスレンサ球菌（*S. mutans*）</u>と命名されたが、長い間カリエス研究からこの細菌種は忘れ去られていた。1940年代後半のスウェーデンにおけるいわゆるVipeholm

研究（52ページ参照）で、頻回な糖類摂取がカリエスを発症させるのに重要であることを除いて、ラクトバチラス菌がカリエスの過程に関与していることをはっきりと示した。ラクトバチラス菌を多く持つ者が炭水化物を頻回に摂取する場合に、最も多くのカリエスが生じたのである。しかし、ようやく1960年になってRJ FitzgeraldとPH Keyesが、ヒトから分離した"カリエス誘発性細菌"をハムスターに感染させ、カリエスが発症することを示した。Bo Krasse教授らが動物実験でカリエスを誘発するために使用していた _S. mutans_ と呼ばれる細菌が、カリエス誘発性細菌であると1967年にJan Carlssonが発見し、_S. mutans_ やミュータンスレンサ球菌という名前が使われるようになった。Krasseはスウェーデンのカリエス研究を国際的名声を得るまでに高めた。

カリエス誘発性細菌の特徴

カリエス誘発性細菌の共通点は、酸を産生できること―特にプラーク内が既に酸性になっている場合―である。よって、それらの特徴は _酸産生能_ と _耐酸性_ の両方を合わせ持つ。その他の特徴は歯面へ付着できることと、プラークを形成できることである。

酸産生能
耐酸性

ミュータンスレンサ球菌は、高い酸産生能と耐酸性があり、歯面に付着することもできる。糖類を細胞内へ輸送する強固な代謝系も持つ。この輸送は低いpH値や高い糖濃度、低い糖濃度といった極限状態で行なわれる。

口腔ラクトバチラス菌は、ミュータンスレンサ球菌よりも高い酸産生能と耐酸性を持つが、プラークを形成する能力はずっと低い。

粘着性プラーク

またミュータンスレンサ球菌は、菌体外多糖という粘着性プラークを形成し、それは細菌にとって栄養の貯蔵池の役割を担っている。この細菌によって産生された酸は短時間で希釈されないために局所的に高濃度になる。ミュータンスレンサ球菌はまた、菌体内に多糖の形でエネルギーを貯めておくこともできる（菌体内多糖）。エネルギー貯蔵のための多糖は、食事由来の糖類が入ってこない期間に細胞内で使われる。

劇的な出来事―糖濃度の上昇

糖類の入った食物や飲料を摂取した時など、口腔内の糖濃度が上昇することは、そこにいる細菌にとって劇的な出来事である。ほとんどの細菌種は糖類を代謝する複数の経路によって糖濃度の大きな変化があっても生き抜けるよう適応してきた。口腔レンサ球菌に共通しているのは、細胞壁を通して素早く糖類を輸送させることである。レンサ球菌は、全ての糖類の栄養分をすぐに取り入れられるように進化している。このエネルギー源（糖類）が進化の過程で豊富になかったためである。レンサ球菌には、細胞内へ糖類を輸送することに対する抵抗はない。糖濃度が高くなると、つまり我々人間が甘い物を食べると、その能力がない細菌は糖類に毒されるリスクを負うことになる。

レンサ球菌がこの状況に対処するための方法は、糖類を乳酸に素早く分解することである。これは、細胞内にある高濃度で危険な糖類を取り除く最速の方法である。pHが下がると最初にミュータンスレンサ球菌以外の口腔レンサ球菌の酸産生が低下する。すると、ミュータンスレンサ球菌は生態学的優位に立つ。ミュータンスレンサ球菌とラクトバチラス菌は低いpH値であってもこのエネルギーの恩恵を受け続けられるのである。耐酸性のない細菌にとってはこの環境で生存するのはより難しくなるだろう。

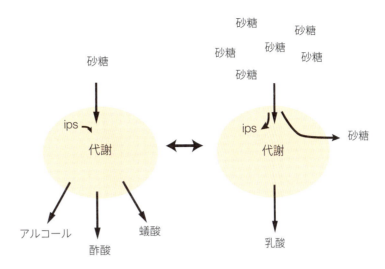

図7:1 砂糖濃度が低い期間（左図）には、口腔レンサ球菌は砂糖、主にグルコースをアルコールと無毒の酸に代謝する。この期間の例としては、食事と食事の間の期間である。
砂糖濃度が高い時だけ、つまり私達人間が砂糖含有の何かを摂取する時だけ、乳酸がかなり大量に産生される（右図）。砂糖は細胞内に輸送または取り込まれるが、細胞の取り込みに制限はない。細胞にとって致命的な砂糖濃度になることを避けるために、グルコースは乳酸に代謝される。それと同時にエネルギーが菌体内多糖（ips）として貯蔵される。少量の砂糖が細胞外に能動輸送される。乳酸は酢酸や蟻酸より歯の無機質を溶かす力が強い。(Ericson、Svensäter、Bratthall 1997より)

ミュータンスレンサ球菌

レンサ球菌群のミュータンスレンサ球菌は、高い酸産生能がありカリエス病変の発症に強く関係している。

ミュータンスレンサ球菌		
菌種	血清型	宿主
S. mutans	c, e, f	ヒト
S. sobrinus	d, g, h	ヒト
S. cricetus	a	ヒト、動物
S. ferus	c	ラット
S. rattus	b	ヒト、齧歯類
S. macacae	-	サル
S. downei	h	サル

図7:2 ミュータンスレンサ球菌の様々な菌種。ヒトにおいて最も多く存在するのがS. mutansで、ミュータンスレンサ球菌の中で最も保有されている菌種である。一方、S. sobrinusはそれほどよく見られず、ほとんどがS. mutansと一緒に存在する。

ラクトバチラス菌

口腔内では*L. casei*、*L. fermentum*、*L. acidophilus*が主なものである。ラクトバチラス菌は、通常プラーク中の微生物叢の1％未満にしか存在しない。口の開いたウ窩などの停滞部位に依存する。また、食事由来の炭水化物の内容や摂取頻度によっても数が変わる。

その他の口腔微生物

その他の口腔微生物も酸産生能があるが、ミュータンスレンサ球菌ほどではない。ミュータンスレンサ球菌は、エナメル質が溶けるほどの低いpHまで下げることができるので、カリエスにとって重要な細菌である。

他の口腔レンサ球菌やラクトバチラス菌もカリエスが発症するような酸性環境を十分に作り出すことができる。しかしながら、エナメル質にカリエス病変を引き起こすようなプラーク中において、通常はミュータンスレンサ球菌の割合が有意に高い。

根面については、臨界pH値はエナメル質より高いので、異なるレンサ球菌種と他の微生物が根面カリエスを発症させるに十分な低さのpHまで下げることができる。

しかし、エナメル質カリエスについては、病変を覆うプラーク中にミュータンスレンサ球菌がしばしば有意に高い割合で認められる。

非特異的プラーク仮説

1900年代初頭に、全てのプラークがカリエスを引き起こすと議論された。この理由は1800年代後半のMillerの研究の中で特定菌種を分離することができなかったからである。これを*非特異的プラーク仮説*という。

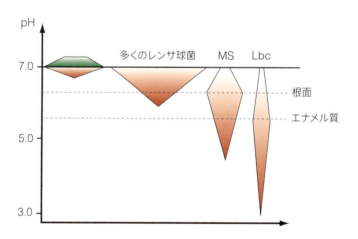

図7:3　微生物の数ではなく、歯の脱灰を引き起こすかどうかを決定する菌種について示している。図から、いかに異なる口腔微生物がプラーク中pHに影響するのかがわかる。ラクトバチラス菌 (Lbc) は一般的にプラーク細菌叢中での割合は小さい。エナメル質と根面の脱灰を生じさせるだけの十分低いpHを作り出せる。pHが下がると、それらの代謝活動も下がる。よって、下へ行くほど図形が狭くなっている。
ミュータンスレンサ球菌 (MS) は、ラクトバチラス菌よりプラーク中に占める割合が大きい。ミュータンスレンサ球菌もpHを低くできるが、ラクトバチラス菌ほどではない。多くの口腔レンサ球菌は根面を脱灰させるのに十分な低さのpHまで落とすことができる。他の細菌グループは、pHをわずかに低くするが (左にある逆三角形)、Veillonella (左にある台形) のような細菌種はアルカリ産生性でプラーク中のpHをわずかに上昇させる。(Krasse 1981より)

7 カリエスの病因－微生物学

特異的プラーク仮説

1960年代、ミュータンスレンサ球菌がカリエスに強く関係していると認められた。そのことで、*特異的プラーク仮説*、つまり1種か2種の細菌種がカリエスの原因になっているという説が登場した。

今日、いくつかの因子が重要で、多くの細菌がカリエスのプロセスに寄与しているだろうと考えられている。糖類摂取のような生態学的状態がプラークの成熟とバイオフィルムの特徴に影響する。これは、カリエスの*生態学的プラーク仮説*という。

生態学的プラーク仮説

カリエス誘発性細菌はどこから感染するのか？

外界からの細菌

外界から来た細菌が口腔内で定着する。口腔内の生態系に適応した細菌がそこで定着できる。よって、他の誰かの口腔内が口腔内細菌の源泉になっている。

ミュータンスレンサ球菌が口腔内で定着するためには、繰り返し授受の機会があること、つまり細菌が入ってくる機会があり、状況が細菌にとって好ましいこと、例えば、親が味や温度をチェックするために口をつけたスプーンで、ベビーフードを直接そのまま赤ちゃんに与えるなどの条件が必要である。その食べ物が糖類で味付けされていたら、伝播のリスクはさらに高くなると予想される。

また、他人と口と口との接触、例えばキスも重要である。

しかし、ミュータンスレンサ球菌が定着するには、歯も必要である。ミュータンスレンサ球菌の定着に最も感受性が高いのは、1歳半から2歳半の間の子どもである。この時期には歯が萌出し、他の細菌種がまだ安定した生態系を確立していない。ミュータンスレンサ球菌の伝播元は、この時期に子どもと最も時間を多く過ごす人―通常、母親である。

他の全ての細菌定着にとっても、十分な量が十分な回数繰り返されて伝播することが必要である。つまり、親自身が多量の細菌を保有していることが必要である。さらに、細菌には付着する能力が必要であるし、糖類など他の環境因子も同時に含まれる。そうなると、歯に付着でき、酸産生能があるという特異な特性を持った細菌が有利になる。

早い時期にミュータンスレンサ球菌が歯に定着した子どもは、遅い時期に定着または全く定着していない子どもに比べて、早くからまた多くのカリエス病変を持つことになる。

ミュータンスレンサ球菌数とラクトバチラス菌数は高齢者に多い

また、ミュータンスレンサ球菌とラクトバチラス菌は高齢者に菌数が多く認められる。75歳のスウェーデン人の約40％に、1 mlあたり100万以上のラクトバチラス菌とミュータンスレンサ球菌が存在した。唾液中におけるこれらの酸産生細菌の割合は年齢と共に増加する。

誰がミュータンスレンサ球菌を持っているのか？

ほとんどの人はミュータンスレンサ球菌を保有しているが、その量については非常に差がある。一般的に、高齢者に多く持っている人の割合が高い。

ミュータンスレンサ球菌数は口腔内の環境因子のいくつかに依存する。そのうち二つの因子は、唾液分泌量と充填物辺縁や口の開いたカリエス病変などの停滞部位の存在である。加齢と共に唾液分泌量は減少し、修復物数は増加する。年齢と共にミュータンスレンサ球菌数が上昇することはしばしば認められる。

7 カリエスの病因－微生物学

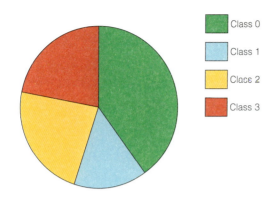

図7:4 スウェーデンの10–11歳児392人のストリップミュータンスによるミュータンスレンサ球菌数の分布。唾液1ml中に10,000未満のミュータンスレンサ球菌を有するClass 0が非常に多い。唾液1ml中に1,000,000を超えるミュータンスレンサ球菌を有するClass 3は約1/5である。(Hänsel Petersson 2003より)

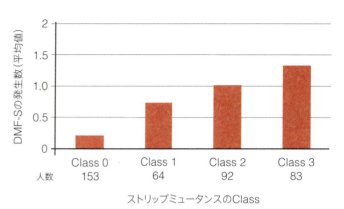

図7:5 唾液中ミュータンスレンサ球菌数（ストリップミュータンスのClass）別の12–13歳のカリエスの発症数。ミュータンスレンサ球菌の定着が高ければ高いほど、2年後のカリエスの発症も多かった。(Hänsel Petersson 2003より)

カリエスに関係する細菌叢

プラーク中と唾液中のミュータンスレンサ球菌数が、新しいカリエスの発症とカリエス病変の進行に強い関連性があることが示されている。特に、歯面単位の細菌叢を調べると明らかである。しかし、唾液中の細菌数であっても歯列全体のカリエスリスクを反映する。他の状況が同じ場合、ミュータンスレンサ球菌を多く持つ者は、他の者より多くのカリエスに罹患している。

ラクトバチラス菌数もカリエス病変の進行に関係するが、炭水化物の摂取回数にも関係する。

唾液中の細菌数はカリエスリスクを反映する

局所的な定着

一般的にミュータンスレンサ球菌は、全ての部位ではなく、特定の歯面のプラーク中に定着してその割合を高めていく。唾液中のミュータンスレンサ球菌数は、どのくらいの歯面にそれらが定着しているのかを非常によく反映している。カリエスの進行は、ミュータンスレンサ球菌が定着している部位により多く認められる。

演習問題

1. カリエス誘発性細菌の特徴は何だろうか?
2. プラークがある全ての部位にカリエスができないのはなぜだろうか?
3. カリエス誘発性細菌が口腔に定着するには何が必要だろうか?

8 カリエスの病因－食物

　食物はカリエスに罹患するかどうかを決める重要因子の1つである。発酵性炭水化物とカリエス病変の発症・進行には明らかな因果関係がある。同時にカリエス誘発性の効果は、カリエス罹患のリスクに関して個人差がある（10章参照）。カリエスの発症に最も大きな役割を持つ食事因子は、発酵性炭水化物の摂取頻度である。特にスクロースだが、加工された澱粉も含まれる。食物はいくつかの様式で口腔健康に影響する。それには全身的なものと局所的なものがある。

食物の全身的影響

歯の発生

　歯の発生の過程は複雑で干渉に対して脆弱である。これは、歯牙組織の有機質部分が形成される時期と石灰化される時期の両方に当てはまる。カルシウム、リン酸、ビタミンA、D、Cの重篤な不足は歯の発生を阻害する。

栄養素の欠乏が歯の発生を阻害する

カリエスの発症

　カリエス病変が発症するためには、カリエス誘発性微生物、発酵性炭水化物、時間、歯牙がカリエスに対して感受性があることが必要になる。その症例やその歯面にカリエスができるかどうかは、脱灰と再石灰化のバランスによる。

　ひどい栄養不足は、唾液の量と質を悪化させる全身状態の一例である。特に抗菌性のタンパク質が関与する。よってひどい栄養不足ではカリエスリスクが上昇してしまう。

栄養素の欠乏はカリエスリスクを上昇する可能性がある

　しかしほとんどの場合は、栄養摂取とカリエスに関係はない。実際、カリエス有病率が最悪なのは、栄養状態が最高の国に認められ、飢餓状態にある母集団にはカリエスは全くないものである。この逆説は、飢饉になると糖類摂取がなくなるか、とても少なくなるためである。

食物の局所的影響

発酵性炭水化物はカリエスを引き起こすことができる

　全ての発酵性炭水化物は、微生物と共になって局所的に歯面上にカリエスを引き起こす。糖類は多くのプラーク内細菌がエネルギー代謝に利用する。プラーク内細菌は澱粉も利用する。澱粉は、唾液中アミラーゼによって分解されてマルトースのような分子量の低い炭水化物になるからである。

　炭水化物が発酵すると乳酸を含む有機酸が生じる。これはプラーク中や歯面で産生される。プラーク中の液相は、カルシウムイオンとリン酸イオンにとって不飽和となり、歯の脱灰が起こる。

疫学研究

開発途上国の母集団では欧米型の食文化がまだ流入していないため、糖類をほとんど摂取することがなく、通常、カリエスの有病率は低い。しかし、欧米型の食文化が流入すると、食品が変わり、糖類を多く含有した食事を摂ることになる。栄養と口腔健康に関する知識や情報はそれより遅れて流入してくる。その結果、カリエスの有病率が劇的に上昇することがよくある。

カリエス罹患率は第二次世界大戦中下がった

第二次世界大戦中、反対のことが起きた。つまり、カリエス有病率が急激に下がった。この理由を説明する1つは、砂糖と精製小麦粉が配給制になったために、それ以前より消費量が落ちたことである。ジャガイモ、米、全粒粉パンの消費は多くなった。

カリエス有病率が糖類消費量にいつも伴うわけではない。1900年代後半に、多くの先進国でカリエス有病率の減少が起こった。1人当たりの砂糖消費量は何十年も一定だったにも関わらず、である。このことは、カリエスが多因子性疾患であることをよく表している。

ヒトを対象にした実験

Vipeholm研究

1946年から1951年に、Lund郊外にあるVipeholm病院において、436人の成人の精神病患者を対象にした一連の研究が行なわれた。その目的は、糖類摂取とカリエス発症の関係を突きとめることだった。

Vipeholm研究―古典的だが非倫理的

Vipeholm研究の結果は大変興味深く、2000年代になった今でも引用される研究であり、古典的研究と呼ばれている。今日の考えではこれは非倫理的であるが、半世紀以上前に行なわれた研究で、当時は現在とは異なる価値観であった。また、施行前に研究を審査して承認する倫理委員会もなかった。

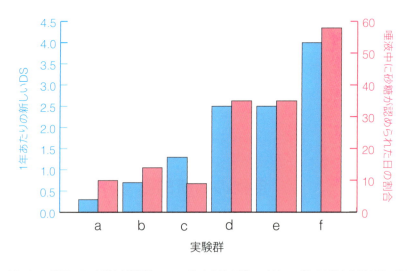

図8:1 Vipeholm研究。テスト群と対照群について、1年あたりの新しいカリエス (左のY軸と左側の青い棒グラフ) と唾液中に砂糖が認められた日の割合 (右のY軸と右側のピンクの棒グラフ)。a)砂糖を加えず、基本的な食事を与えた対照群、b)食事中に甘い飲料、c)食事中に菓子パン、d)1日22個のトフィー、e)1日8個のトフィー、f)1日24個のトフィー。(訳註：d)、e)、f) についてはトフィー数だけでなく、食事の回数、糖類の内容、トフィーを食間・食事時に与えたかなどの条件が様々である。トフィーはキャラメルのような菓子)

この研究では、様々なパターンで炭水化物を摂取した影響を調べた。
- 粘着性のない形で食事中に与える（飲料に糖類）
- 粘着性のある形で食事中に与える（甘い味付けのパン）
- 粘着性のある形で食間に与える（トフィーとその他の様々な菓子）（訳註：トフィーはキャラメルのような菓子）

粘着性のある形で食間に糖類を与えるとカリエスリスクは劇的に上昇する

結果は、粘着性のある形で食間に糖類を与えると、特に糖濃度が高い場合、カリエスリスクは劇的に上昇するということを示した。しかしながら、食事と共に糖類を与えると、カリエスの発症にはあまり影響しなかった。

興味深いことに、トフィーを与えられた実験グループの全ての被験者が、必ずしも多くのカリエスに罹患したわけではなかった。事実、たとえ1日に24個のトフィーをほぼ2年間与えられたにも関わらず、その約1/5はカリエスを全く発症しなかった。この研究を行なった研究者達は、これらの被験者にはカリエス誘発性細菌叢がなかったのか、単にカリエスへの抵抗性があったのではないかと考察した（10章参照）。

一方、炭水化物の供給が少なかった場合でも、新しいウ窩を発症した者もいた。糖類やその他の炭水化物が存在しても、カリエスの罹患にはそれほど重要ではないと解釈できる。

ヒトへの実験的カリエス

1970年に行なわれたもう1つの有名な古典的研究、ヒトへ実験的にカリエスを発症させる研究では、歯学部学生に対して23日間50％のスクロース溶液で1日9回含嗽させた。この間、口腔衛生処置は控えられた。対照群は代わりに水で含嗽した。

スクロースへの曝露の頻度と長さが決定的

実験群は初期カリエスに罹患したが、対照群は罹患しなかった。フッ化物を補助的に使った口腔衛生処置を施し、1ヶ月後にはカリエス病変が再石灰化した。この研究では、他の知見がある中、スクロースへの曝露の頻度と長さがカリエスへの罹患程度を決定するということが示された。

カリエスを誘発する食事内容

食物のカリエスへの影響は、様々な*糖類*と*澱粉*の内容による。糖類には、*単糖*のグルコース・フルクトース・ガラクトース、*二糖*のスクロース・マルトース・ラクトースの両方がある。糖類と澱粉はプラーク内細菌によって酸に発酵され、プラークの量や細菌の組成に影響を与える。

スクロースとその他の糖類

スクロースまたは甘蔗糖は、グルコースとフルクトースで構成される。スクロースはサトウキビやサトウダイコンに豊富に含まれていて、我々の食物に最もよく含まれているものである。わずかな酸性溶液によりグルコースとフルクトースに簡単に分解される。その結果できた混合物は*転化糖*と呼ばれる。

スクロースを含む食品にはいろいろなものがある。少し挙げるだけでも、キャンディ・チューイングガム・ジャム・ドライフルーツ・ビスケット・コーンフレーク・サラダドレッシング・ケチャップ・マスタード・果物がある。

> スクロースは最も
> カリエス誘発性が高い

スクロースは全ての糖類の中で最もカリエス誘発性が高い。プラーク中へ素早く浸透し、カリエス誘発性細菌が発酵して乳酸やその他の酸に変える。細菌はスクロースを<u>菌体内多糖</u>の源として利用する。これは一種の保存栄養素である。またスクロースは、<u>菌体外多糖</u>を産生するために利用される。これはフルクタンとグルカンと呼ばれ、プラークの体積を増量する。

> pHの低下はほぼ等しい

スクロースだけでなく、他の単糖類や二糖類もカリエス誘発性が高い。それらは全て素早くプラーク内細菌に取り込まれ、pHの低下はグルコース、フルクトース、マルトース、スクロースでほぼ等しい。しかしながら、それらの違いは、スクロースが他の糖類よりもずっと多くのプラークを歯面に形成するということだ。

対照的に、<u>ラクトース</u>のpHの低下はそれほど強くない。乳類に含まれる糖類は主にラクトースで、正確にはヒトの母乳では6％から7％、牛乳では4％から5％をラクトースが占める。

<u>グルコース</u>と<u>フルクトース</u>は蜂蜜（約70％）と果物に含まれる。

澱粉

澱粉はグルコースが何千個もつながった<u>多糖類</u>である。<u>セルロース</u>に並んで、澱粉は自然界に最も豊富に存在する炭水化物である。

澱粉は食物中の炭水化物の主な形態である。澱粉を多く含むものは、穀物・米・トウモロコシ・ジャガイモ・豆類・熟していないバナナである。同じくグルコースのポリマーであるセルロースと違って、澱粉はヒトの消化器官（口腔から始まる）においてアミラーゼによって消化される。

> ポテトチップスはスクロースとほぼ同じくらいpHを下げる

澱粉はカリエスリスクに関して特別な存在である。食品製造過程において、高温で熱したり、押し出したり、破裂させたり、ローラーを使って乾燥したりしている。これらの製品には、例えばポテトチップス・チーズスナック・ポップコーンがあるが、カリエス細菌によって容易に分解できる構造になっている。加えて、歯にねっとり付着する特徴を持っている。よって、ポテトチップスを摂取すると、スクロースを食べる時とほぼ同じくらいpHが下がる。もしも、ポテトチップスと糖含有飲料を同時に摂取するような習慣があると、糖含有飲料だけの場合より、カリエス発症するための攻撃は歯に対して強くなるのである。

カリエスを防御する食物

食物の中に炭水化物のカリエス誘発効果を軽減するものがいくつかある。

<u>チーズ</u>は、カリエスから防御する成分を高いレベルで含有している。それらはリン酸とカルシウムである。また、乳漿タンパクつまりペプチドは、とりわけミュータンスレンサ球菌の歯面への付着を妨害する。咀嚼することでさらに唾液分泌を促し、唾液がよりアルカリ性に傾くので、プラーク中の酸の中和を促す。加えて、糖類が口腔内から素早く排除されることも利点である。よって、チーズで食事を終わらせるのはカリエス予防にとってよい方法で、特にドライマウスの人に有利である。

> チーズで食事を終わらせる—
> よいカリエス予防方法

*脂肪*は、糖類と炭水化物のカリエスリスクを軽減するようだが、その理由は完全にはわかっていない。おそらく、脂肪が食物中の炭水化物に部分的に置き換わって摂られるからだろう。しかし、脂肪が歯面や炭水化物の周りに防御的バリアを作っているとも考えられる。そのおかげで炭水化物が歯面へアクセスしにくく、口腔内を簡単に速く通り抜けることになる。

*リン酸*は、カリエスに対して防御因子になると考えられているが、これは確証に至るまではまだ遠い。

*フッ化物*は前述したように、カリエス予防に重要な効果がある。お茶類に含まれている（16章参照）。

*ポリフェノール*は、お茶類・ココア豆・ワインなどに含まれるが、ミュータンスレンサ球菌の酸産生とポリサッカライド産生を阻害する。

*プロバイオティクス*は、健康を保つための特性を持った生きた細菌である。牛乳などに入っているプロバイオティクスを毎日摂取することで、口腔内のミュータンスレンサ球菌に対して局所的効果を持ち、数を減少させる可能性がある。プロバイオティクスのメカニズムにおいて、プロバイオティクス細菌が、好ましくない細菌の場所を勝ち取ることが考えられる。また、他の細菌が生存できないような物質を分泌しているのかもしれない。プロバイオティクス細菌を飲み込むと、免疫システムを刺激する効果もある。利用には安全性と副作用を考慮するべきである。カリエスにおける臨床的研究は現在進行中である。

口腔内の炭水化物のクリアランス

食物の化学的組成に加えて、物理的特性もカリエスの誘発に重要である。それには、粒のサイズ・溶解性・歯への粘着性・歯ごたえ・味がある。食物のこれらの特性は、食事のパターンや食物が口腔内に停滞する時間に影響する。すなわち、炭水化物の濃度以外にカリエス誘発性に関与するのは、口腔内に炭水化物が停滞する時間である。

食物が口腔を移動するのは唾液が洗い流すことによるが、咬筋・舌・口唇・頰の活動にもよる。口腔の食物が浄化される、つまり口腔から食物が除去されることを*クリアランス*といい、'除去の速度'を表す。

> クリアランス＝除去の速度

炭水化物のクリアランスは、唾液分泌量が少ない場合、唾液の粘稠度が高い場合、または顔面の動きが鈍い場合に遅くなるだろう。

果物や野菜の中の炭水化物は、クリアランスが5分未満である。スクロース含有チューインガム・キャラメル・トフィー・チョコレートなどの菓子類のクリアランスは15分から40分である。もし、糖類が長い時間留まっていたら、カリエスを誘発する能力が上がってしまう。酸の産生が長時間にわたり、pHが正常値に戻るまで長い時間かかるからである。

硬くよく噛まなければならないパンは、軟らかいパンよりクリアランスが速い。なぜなら唾液分泌が増えるからである。もう1つのポジティブな効果は、唾液の緩衝能も向上する。それによりプラーク中のpHを中和するのを速めてくれる。

炭水化物のクリアランスを向上させる1つの方法は、食後直ちに歯を磨くことである。その他には食事の終わりに何か噛む必要のある物を食べて唾液分泌量を増加させることである。例えば、新鮮な果物・野菜・チーズなどである。シュガーレスの、例えばキシリトール含有のガムもよい選択肢である。

臨床における食事指導

ある患者のカリエスの原因に食事因子がどのように影響しているか評価するために、その人の食事習慣を知る必要がある。また、カリエスの問題にどのように食事が関わっているのか患者がよく知っていると、なぜカリエスになりにくい食物や食事パターンを選ぶのかを理解させることが簡単になる。

食事記録

食事記録の鍵は、発酵性炭水化物、つまり糖類と澱粉の摂取である。食事記録を採るためにいくつかの方法が存在する。患者の自己申告で行なう方法全てには、かなりのエラーが生じる。調査内容はある意味、繊細事項なので、記録中に意識・無意識の両方が働くのが常である。

— *ダイエットダイアリー*。2日から1週間の間に患者が飲食した全てのものをあなたに申告する。
— *24時間リコール*。過去24時間に患者が摂取した全てについて問診する。
— *食事頻度記入用紙*。どのくらいの頻度でカリエス誘発性食物を摂取したのかを調べる特別な記入用紙を使う。

これらは、発酵性炭水化物を1日に何回摂取しているかを評価するが、食べた食物のクリアランスも評価する。時々食事の栄養面を調べることもよいだろう。

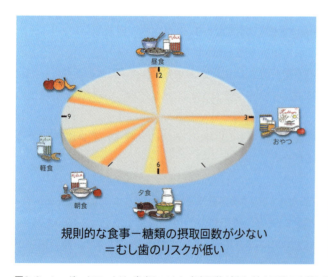
規則的な食事－糖類の摂取回数が少ない
＝むし歯のリスクが低い

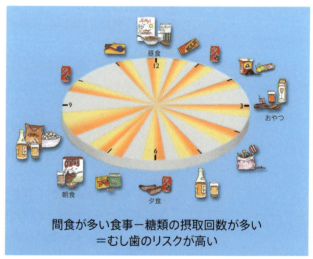
間食が多い食事－糖類の摂取回数が多い
＝むし歯のリスクが高い

図8:2 シュガークロックは、患者にいかに食事回数が歯に対する酸の攻撃に影響するかを示すために使われる。(Tandvärnetより許可を得て掲載)

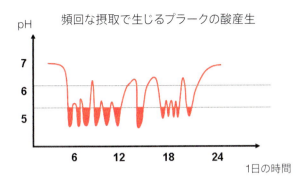
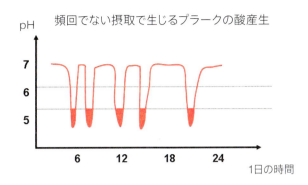

図8:3 プラーク中pHが炭水化物の摂取によって変化する。頻回な場合と頻回でない場合。2本の水平線は、象牙質とエナメル質の臨界pHを示す。

食事指導

患者に食物の摂取回数を説明するために、古典的な教育方法としていわゆるシュガークロック（図8:2）がある。それは決まった食事に加えて、その他に摂ったスクロースと澱粉も示す。

食事因子がカリエスにとても重要な役割を示すリスクのある母集団

不規則な労働時間で働く仕事では、食事は間隔を置かずに摂られ不規則で不完全である。それを補うのに、糖類含有飲料水やその他の糖類製品を頻回に摂ることが多い。

外国から来た移民は、スウェーデンに定住するとしばしばカリエスの問題を抱えることになるが、この原因の1つとしては、スウェーデンのほうがよりスクロースの豊富な食事が多いことが関係している。

ある種の職業グループでは歯牙病変のリスクが高くなる。例えば、飲食産業で働く人々や職業上カリエス誘発性製品を扱う人々である。

演習問題

例えば、1kgのケチャップや1リットルのレモネードに角砂糖何個分の糖類が入っているというように、様々な食物に何gの糖類が入っているのかを示すために1個3gの角砂糖何個分の糖類が入っているという表現がよく使われる。では、1リットルの牛乳には、角砂糖何個分の糖類が入っているだろうか？

9 カリエスの病因－唾液

唾液は口腔環境のバランスを維持するために重要である。唾液がなければ、食物残渣を洗い流すことも、歯を再石灰化することも、粘膜を円滑にすることも、口腔内に微生物が大量に定着するのを防ぐこともできなくなる。

唾液腺

唾液は、三大唾液腺（*耳下腺*、*顎下腺*、*舌下腺*）と粘膜にある小唾液腺から産生される（図9：1）。また、口腔内で唾液は、歯肉溝滲出液の液体やタンパク質を補う役目もある。唾液は1日に0.7リットルから1.5リットル産生される。

> 1日に0.7-1.5リットルの唾液

唾液の産生は、唾液腺の中で行なわれる能動的なプロセスである。そこで唾液の組成が決まる。唾液分泌量と唾液組成は口腔内の活動によって変化し、安静にしている時と咀嚼している時とは異なる。異なる食物がそれぞれに異なる方法で唾液分泌を刺激する。

唾液の構成

唾液は99.5％が水分でできている。その他の構成成分は、主にタンパク質・糖タンパク質・無機質である（図9：2参照）。

唾液中の水分は、食物を分解するのに非常に重要である。その流れは食片・酸・細菌を口腔内から洗い流すのに役に立つ。

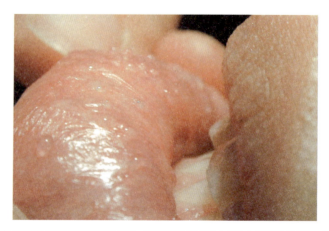

図9:1 小唾液腺は潤滑性のある唾液を産生する。この写真で口唇の内側の小唾液腺が唾液の粒を産生しているところがはっきりとわかる。

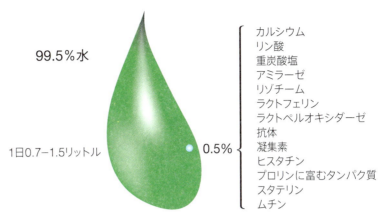

図9:2 唾液の構成。唾液のわずか0.5％に塩・タンパク質・糖タンパク質があり、残りは水分である。

　口腔細菌は、食事由来の炭水化物から酸を産生する。プラーク中のpHレベルは、その中の細菌の種類と炭水化物の利用量によって変化する。利用量は摂取量と摂取頻度に関係するが、炭水化物がどのくらい速く口腔内から排除されるかということも関係する。つまり、炭水化物のクリアランスがどのくらい速いかということである。クリアランスの速度は、摂取した炭水化物のタイプ・唾液分泌量・口の動作によって変動する。

塩と無機質

カルシウム塩とリン酸塩が過飽和

　唾液は通常、カルシウム塩とリン酸塩が過飽和な状態である。このおかげで、正常な口腔内pHでは歯の無機質は溶かされない。唾液の過飽和カルシウム塩が歯石として沈着し（縁上歯石）、特に唾液腺の開口部付近、つまり上顎第一大臼歯の頰側と下顎前歯の舌側に認められる。

重要な緩衝システム

　唾液中の炭酸水素イオンHCO_3^-は、カリエス細菌が酸を産生する時や我々が酸っぱい物を食べる時など、酸が加わると緩衝作用をする。炭酸水素イオン緩衝系は、水素イオンと反応してpHが低くなり過ぎないようにする。これは唾液の緩衝システムとして重要であると考えられる。しかし、タンパク質や無機質も水素イオンと反応してpHの低下を防ぐ。

タンパク質と糖タンパク質

アミラーゼ

　<u>アミラーゼ</u>酵素の触媒作用で澱粉を二糖類に分解することにより、唾液は食物分解を開始する。<u>プロリンに富むタンパク質</u>と<u>スタテリン</u>は歯面に付着して、カルシウムバランスに影響し、初期脱灰を軽減する。これらはまた歯面の微生物に結合する。

ムチン

　<u>ムチン</u>は高分子量の糖タンパク質として知られ、唾液に粘性を与える。ムチンは、粘膜の潤滑と保護に重要な役割を担っている。しかし他の特徴もあり、それらは細菌を凝集すること、細菌に対する口腔内防御のために重要な他の小さな分子を運搬することである。

抗体－微生物に対する防御

　抗体、つまり免疫グロブリンは高分子で、口腔内の微生物に対する防御の1つである。抗体は細菌や他の微生物に結合して作用する。酵素を中和したり、細菌を凝集したりするおかげで、それらが唾液に混じって飲み込まれやすくなる。

　抗菌作用のあるその他の重要成分は、ある種の細菌の細胞壁を破壊する*リゾチーム*、鉄と結びつくことができて細菌増殖を阻害する*ラクトフェリン*、唾液の抗菌システムの一部である*ラクトペルオキシダーゼ*である。

唾液分泌

　唾液量は口腔内の防御として、また炭水化物のクリアランスを速めるために非常に重要である。*安静時唾液*は睡眠中など刺激のない状態で分泌される唾液のことをいい、*刺激唾液*は咀嚼によって、また酸味や甘味によって分泌される唾液をいう。

安静時唾液
刺激唾液

　安静時唾液と刺激唾液は成分が違う。刺激唾液は、食物を取り込んだり口腔から排除したりするのにより適している。刺激唾液はより流れがよく、重炭酸塩を多く含むので安静時唾液より緩衝能が高い。一方、安静時唾液はムチンとタンパク質をより多く含む。

唾液分泌量の測定

　唾液分泌量の測定は唾液の機能を調べるために行なう。カリエスリスク評価・酸蝕症の評価・シェーグレーン症候群の評価に関与する。
　唾液分泌量の測定を始める前に患者は5分間座って安静にしておくべきである。

安静時唾液

患者は前傾姿勢になって座り、15分間唾液を能動的に計量カップに出す。

刺激唾液

1. 患者は1片のパラフィンワックスを軟らかくなるまで咀嚼する（約1分間）
2. 出てきた唾液を飲み込み、わずかに前傾の姿勢になる
3. 時間を計り始め、患者はパラフィンワックスを噛み続けながら、計量カップに出てきた唾液を吐き出す
4. 5分間、溜まった唾液はその都度カップに吐き出す。または唾液量が5mlになるまで続ける。
5. 唾液量を注意深く読み取る。泡は含まない。分泌速度（容積/時間）を計算する
　例：5分間で7.5mlならば、1.5ml/分

結果の解釈

安静時唾液

- 正常：＞ 0.25 ml/分
- 少ない：＜ 0.1 ml/分

刺激唾液

- 正常：＞ 1 ml/分
- 少ない：＜ 0.7 ml/分

唾液緩衝能

デントバフストリップ

デントバフストリップは、診療室で値を直接読み取ることができる検査ストリップの一例である。検査パッドの付いた検査紙で成り、乾燥させた酸と乾燥させたpHインディケーターの両方が含まれている。そこに唾液を滴下するとその2つを溶解する。測定時間になると、唾液と酸が混じった酸度が色で示される。この色が唾液の緩衝能を反映する。

1. デントバフストリップを安定した場所に置く
2. スポイトで唾液を少し吸い取る
3. スポイトで検査パッドに唾液を一滴垂らす。パッドの全面がすぐに覆われる量を滴下する
4. 5分待って、結果をカラーマップと比較する。パッドの端の色が明るい場合は明るい方の色を選んで結果を決める。
5. 患者に見せる

デントバフストリップ			
色判定	黄	緑	青
唾液の最終pH	≦ 4.0	4.5 – 5.5	≧ 6.0
唾液の緩衝作用	低い	中くらい	高い

図9:3 デントバフストリップの色判定による唾液緩衝能の評価。

5分後の結果の解釈

低いpH：≦ 4.0。これは、唾液緩衝能が低いことを意味する。
青色ならばよいとみなす。

ミュータンスレンサ球菌数とラクトバチラス菌数の測定

唾液中のミュータンスレンサ球菌数とラクトバチラス菌数は、診療室で簡単に測定できる。

デントカルトSM-ストリップミュータンス

デントカルトSM-ストリップミュータンスは、唾液1ml中にミュータンスレンサ球菌がどのくらいいるのか測定するために利用される検査の一例である。プラスチックのストリップ、培養液の入った試験管、バシトラシンのパッチで構成される。

1. バシトラシンのパッチを培養試験管に入れる
2. 患者がパラフィンワックスを1分間噛んだ後、プラスチックのストリップを患者の舌上で10回回転する
3. 患者の口唇を軽く閉じさせてストリップを引き抜き、培養試験管に入れて蓋を閉める。その時に、試験管にシールを貼る（訳註：患者の識別を誤らないようにシールを貼るのはこの前でもよい）
4. 試料を培養器（35-37度）に2日間入れて培養する
5. 結果を分析用の写真と比べる

結果の解釈

CFU = Colony-Forming Units、つまり生きた細菌のこと。
Class 0-1 = <100,000 CFU/ml唾液
Class 2 = 100,000-1,000,000 CFU/ml唾液
Class 3 = >1,000,000 CFU/ml唾液
Class 2と3は、高い"リスク"であることを示す。

デントカルトLB

デントカルトLBは、唾液1ml中にラクトバチラス菌がどのくらいいるのか測定するために利用される検査の一例である。両面にラクトバチラス菌の選択培地を付けたスライドで構成される。スライドはプラスチックのシリンダーに保管する。

1. 咀嚼して収集した刺激唾液をスライドの両面に注意深くかけて、プラスチックのシリンダーの蓋を閉める
2. 試料を4日間、培養器（37度）に入れて培養する
3. 結果を分析用の写真と比べる。両面の平均を取る

結果の解釈

低い：<10,000 CFU/ml唾液
高い"リスク値"：>100,000 CFU/ml唾液

他に抗体を使ってカリエスに関与する微生物を直接検査する方法が開発されている。

ドライマウス

口腔乾燥症

*口腔乾燥症*は、主観的な口の渇きを意味する。分泌量が減少しているか否かは関係ない。*唾液減少症*は、客観的に唾液の産生に障害がおこり、唾液分泌量が安静時唾液で0.1 ml/分、刺激唾液で0.7 ml/分を下回る場合をいう。

唾液分泌量が減少すると、クリアランスが遅く、緩衝作用も減弱する。発話時の明らかな不快感や嚥下困難が認められる。唾液減少症ではカリエスリスクと口腔カンジダ症などの感染のリスクが急激に上昇する。

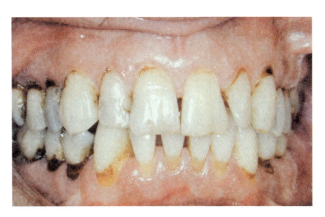

図9:4 根面カリエス病変のあるドライマウス患者。

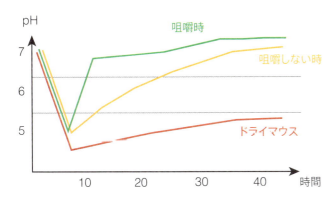

図9:5 唾液分泌量は糖類摂取後のプラーク中の酸産生に影響する。3つのステファンカーブ全ては糖類を含む食物を摂取後にプラーク中pHが低下することを示す。黄色のカーブは正常な唾液分泌量の患者で、プラーク中で産生された酸が薄められ、中和されて、なくなっている。約1時間後、pHが中性（pH7）に戻っている。緑のカーブは、咀嚼をした場合に急速に唾液分泌量が上昇していることがわかる。唾液量が増加して刺激唾液の緩衝能が上昇するとpHが素早く上がる。ドライマウスの人のカーブは唾液量が十分でないのでpHの上昇がとてもゆっくりとしている。2本の水平線は、象牙質とエナメル質の臨界pHを示す。

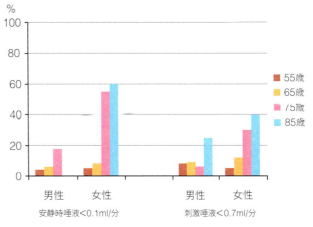

図9:6 安静時唾液分泌が低い人と刺激唾液分泌が低い人について異なる年齢における男女の割合。(Fure 2001より)

ドライマウスの原因

ドライマウスは年齢と共に増える。しかし、実際の年齢より関係があるのは全身疾患と投薬内容である。

唾液分泌量はいくつかの因子・状態・疾患に影響を受け、例えば次のようなものがある：
- 薬の副作用
- シェーグレーン症候群、またはその他の唾液腺疾患
- 放射線治療
- 感染
- 乾燥
- 心因性原因
- 緊張感
- 脱水症
- 腫瘍
- 先天性奇形
- 栄養失調

薬の副作用

ドライマウスはよくある副作用の1つである。唾液分泌量はいくつかのメカニズムによって影響を受ける。様々な神経伝達物質で唾液腺に直接影響を与えるものもあるし、唾液腺に信号を送る中枢系に作用するものもある。体液のバランスを通して唾液分泌に影響するものもある。

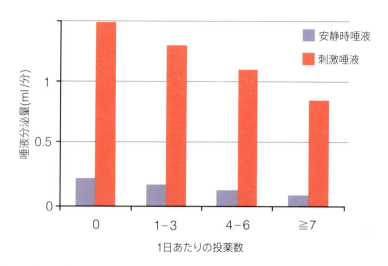

図9:7 投薬数が多ければ多いほど、安静時唾液分泌と刺激唾液分泌の両方が減少していた。(Närhi 2001より)

唾液の分泌を減少させる薬剤のグループ：
- ある特定の眼疾患・喘息・パーキンソン病に使用される抗コリン薬
- 抗ヒスタミン薬などの抗コリン作用のある薬
- 抗うつ薬などの向精神薬
- 利尿薬など体液と電解質のバランスに影響を与える薬
- その他、ある特定の降圧剤

シェーグレン症候群

シェーグレン症候群または乾性角結膜炎は、ドライアイやドライマウスなどの症状が特徴である。この疾患は複雑でリウマチを合併することがある。約5,000人に1人が発症し、大半が女性である。この疾患は気がつかないうちに疲労が始まり、目や口腔の乾きが初期症状である。診断はリウマチ専門医によって行なわれる。

放射線治療

頭頸部の癌のために放射線治療を行なうと、唾液腺に障害を受けることがよくある。放射線治療によって唾液分泌量が急速に減少し、程度の差はあるが、照射量によって唾液腺が恒久的に障害を受けるかどうかが決まる。

その他の状態

唾液の分泌に影響するその他の状態は、身体機能が低下するような状態である。例としては、感染症や栄養失調に伴って生じる乾燥がある。極度の栄養失調はスカンジナビアでは稀だが、今日のスウェーデンでは高齢者に栄養失調の問題がある。脱水症が起こると顕著に口腔健康に影響する。

ストレスやプレッシャーは、唾液の分泌に影響を与える。これは、人前で話す時に誰もが経験することだろう。同様に、多かれ少なかれ慢性的なストレス状態によって、様々な程度の口腔乾燥症を引き起こす。

腫瘍や奇形も唾液腺に生じることがあり、唾液腺機能に影響を与える。

演習問題

1. なぜ安静時唾液分泌と刺激唾液分泌の両方を計測するのが慣例なのだろうか？
2. 唾液の分泌はどのようなものに影響を受けるのだろうか？
3. ドライマウスはなぜ加齢と共に起こるのだろうか？

10 カリエスの病因 – 遺伝

　カリエスは、いろいろな意味で遺伝性疾患である。親から子どもへ食事や口腔衛生に関する習慣が伝わり、歯や口腔健康に対して重要視するかどうかという態度も伝わる。さらに、母親から子どもに口腔細菌叢が伝播することから、細菌叢も"遺伝"する。本章では、カリエスへの感受性が遺伝子的に直接どのように遺伝するかについて説明する。また、カリエスに対するワクチンの可能性と限界についても解説する。

カリエスリスクに影響する遺伝子

　多くのカリエスを持つ子どもの母親は、子どもが父親の"悪い歯"を受け継いだと言うことが多い。そして、父親の方は反対のことを言う。歯科医学では、長い間こういう考え方には懐疑的だった。彼らは子どもの歯が悪いことへの責任を分かち合わずに、きっと相手に責任転嫁しているのだろうと考えられてきた。

　しかし近年のカリエス研究により、カリエスへの感受性、すなわちカリエスリスクは、実際に遺伝子によってもコントロールされていることがわかってきた。よって、親たちが何十年も表現していた感覚は、現在、科学的に説明がつくようになった。

> カリエスへの感受性は遺伝子によってもコントロールされる

　50年以上も前に行なわれたVipeholm研究（52ページ参照）では、数年間に渡ってトフィーを頻回に食べた被験者ですら、カリエスを発症しなかった者が約20％いた。また、被験者のうちの1人は、糖類の摂取を止めた後にもカリエスを発症し続けた。これは、その研究者らの所見として報告もされていたが、あまり注意は払われなかった。

　子どもが"悪い歯"を遺伝したのだと信じる親たちは、多くの意味で確かに正しい。よって、カリエスリスクにおいて遺伝的に不利になっている人達は、確かに苦戦を強いられる。糖類やプラーク内細菌などほとんど意味がないのではないかと彼らに思われてしまう場合もある。しかし、当然のことながらこれは間違いである。

　そうではなく、こう捉えるとよいだろう。遺伝的要因でほとんど感受性がない人達がいる一方、その逆の人達もいる。それは同じく遺伝的要因で、カリエスに罹患しやすいということである。

　歯の組成については、診療室で認められるような患者間の違いを説明できる因子は見つかっていない。その個人差は、口腔の生態系の相互作用によるだろう。前の章で説明したように食物と微生物の因子は常に重要である。遺伝的因子は、食物と細菌の影響を修飾しているのだろう。

最近行なわれた大規模な双子研究で、カリエスの遺伝的感受性が統計学的に分析された。カリエス有病率の大部分が遺伝的因子によると示された。その違いの原因となっている生物学的メカニズムは何なのかについては、この研究では示されていない。他の研究者らが、遺伝的な唾液中タンパク質と唾液中抗体のどのような違いが歯面への細菌の定着を決めているのかを研究している。スクロースの味覚の好みさえ遺伝的要素である。

歯面への細菌の定着

遺伝子はプラークの組成に影響する

遺伝子は歯面に蓄積するバイオフィルム、つまりプラークの組成をコントロールするという意味で、カリエスの罹患のしやすさに影響する。その遺伝子は、様々な口腔細菌に対する抗体をどのくらいよく産生できるかを決めている。

バイオフィルムは歯面から約10ミクロンの厚さのところでは、主に唾液タンパク質、いわゆるプロリンに富むタンパク質であるPRPタンパク質で構成されている。例えば、PRPタンパク質は歯面に定着するカリエス誘発性または非誘発性の微生物のどちらが優勢になるかどうかに影響している。

よって"カリエス遺伝子"は、このようなカリエス細菌に容易に付着しやすいPRPタンパク質をコードしているのだといえよう。しかし、カリエスをほとんど持っていない人達には、異形のPRPをコードする遺伝子がある。これらには正常細菌叢の善玉菌種が付着する（図10：1参照）。

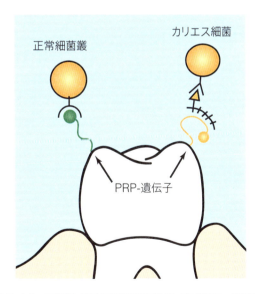

図10：1 カリエス遺伝子は、カリエス細菌に容易に付着する唾液タンパク質をコードする。カリエスの少ない人達では、正常細菌叢の善玉のレンサ球菌やアクチノミセス属に容易に付着する異形タンパク質をコードしている（左）。カリエスがたくさんある人達では、カリエス細菌に容易に付着する他の異形タンパク質を持つのが特徴である（右）。(Strömberg と Johansson 2000より)

カリエス遺伝子のマッピングにより、第12番染色体上に2つの遺伝子（PRH1とPRH2）が見つかった。これらはミュータンスレンサ球菌と唾液との付着と、カリエスの感受性の両方に関連性がある。この知見を利用してカリエスに対する治療薬を創ることができるかもしれない。

同じように、ある特定の遺伝子を持った人達が、他の人達よりミュータンスレンサ球菌に対する抗体をより簡単に作ることができるようだ。このことはカリエスの発症・進行に影響するだろう。

簡単にカリエスに罹患する人達は、たとえそれが不公平で不遇だと感じても、あきらめないことが大切である。もちろん、彼らには他の人達よりも食事回数と口腔衛生コントロールに気をつけ、フッ化物を適切に使うことが重要である。

患者との会話と協力が重要

歯科医療従事者には、そんな患者の弱点を克服する重要な役目がある。「一緒に頑張りましょう。そして、あなたの状態が上手くコントロールできるよう、私達がお手伝いします。」というメッセージを伝えよう。歯科衛生士または歯科医師と患者が同意し、むし歯の原因についてよい会話ができると、協力体制は強化されることが多い。

カリエスへの免疫化

免疫化とは感染源に対する免疫、すなわち無感受性を作ることである。ワクチンとは、免疫化のことを色々な場面で我々が日常的に使っている表現だ。ワクチン（*vacca* = 牛）という言葉は最初に行なわれた能動的なワクチンに由来する。それは、無害な牛痘を感染源に用いて接種し、天然痘に対して感受性をなくすということだった。

弱体化、無毒化、または修飾した感染源に曝露すると、病気に罹ることなくその疾患に対する抗体が作られる。今日、免疫化のためにウイルスまたは細菌タンパク質の一部が用いられるのがほとんどである。

カリエスに対する免疫は、現在技術的に可能

カリエスに対する免疫は、現在技術的に可能である。しかし問題は、非常に害が少ないもの、また他の多くの方法で対処できるようなものに対して、免疫化するのが倫理的に弁明できるのかということである。免疫化には重篤な副作用のリスクがつきまとう。

演習問題
1. どのような意味で、カリエスは遺伝性疾患といえるのだろうか？
2. なぜ、ある患者がカリエスになりやすいかどうかを調べることに関心が持たれているのだろうか？

II カリエスリスクとカリエス予測

ある患者のカリエスに罹患するリスクがどのくらいあるのかを評価することは、歯科衛生士と歯科医師にとって重要な仕事である。あなたがその患者にカリエスをどのように予防したらいいのかアドバイスを与えたり、指導したりする際には、その患者の正確なカリエスリスクに基づいて行なうべきだ。カリエスリスクを評価することが難しい場合がある。簡単な方法は1つもない。

カリエスリスクとは何か？

カリエス病変に罹患する予後

患者のカリエスリスクは、将来を予測すること、つまり予報・予後といったものである。例えば、来年この患者がカリエスに罹患し、カリエス病変が生じる正確なリスクはどのくらいだろうかということである（15ページ図3:2参照）。天気予報士が、降雨リスクや風速が平均10m/秒を超えるリスクを予報する場合と比較してみよう。天気予報の基本は、世界のたくさんの場所でデータが計測されて、数日から1週間先の予報をする。カリエスリスクに関しては、我々はもっと先、1年後のことを予報しているのである。

なぜカリエスリスクを評価するのか？

現在の状態に対する個別化したアドバイス

各患者のカリエスリスクは定期的に評価されるべきである。なぜだろうか？ その理由は、適切なカリエスの予防処置について、その患者の現在の状態に対する個別化したアドバイスを与えることができるからである。例えば、その患者は食事内容・食事頻度・口腔衛生・フッ化物の利用について今までアドバイス通り続けられただろうか？ その患者はカリエス予防を強化するべきだろうか？ もしそうなら、どんな方法でまたは何を使って？ あるいは、その患者はフッ化物錠剤をもう止めてもよいだろうか？

患者がカリエスのハイリスクかどうかを評価するだけでなく、低いかどうかを調べることも重要である。両方の場合にとって、患者の評価と改訂した指導内容を行なったらどういう結果になるかをはっきりと伝えることが重要である。

誰がカリエスリスク評価をするのか？

カリエスリスク評価は、その患者のことを一番よく知っている歯科衛生士または歯科医師によって行なわれるのがベストである。

カリエスリスク評価はいつ、どのくらいの頻度で行なうべきか？

各患者のカリエスリスク評価は、各アポイント時に行なわれるべきだ。結果は、現在のカリエスリスクに基づいたアドバイスや指導と共に記録に残す。患者が理解しやすい言葉で、カリエ

スリスク評価がどのようだったか理解してもらうことが重要である。

臨床でのカリエスリスク評価

　カリエスリスク評価をするためには、信頼できる事実が必要になる。患者のカリエスリスクとは、カリエスを予測する歯面上に起こっているプロセスによって決定される。

過去のカリエス経験

　2007年のSBU（スウェーデン医療技術評価協議会）の報告書、「*カリエス－診断、リスク評価、非侵襲性治療*」では、現在のところ、新しいカリエスができる患者のリスクを予測する最もよい因子は過去のカリエス経験であるとされている。臨床現場では、患者の現在のカリエスの活動性と進行度を意味する。これらは、現在進行中のプロセスの中で最新の入手できる"後知恵"である。もしその患者に、ポジティブにせよネガティブにせよ、カリエスプロセスに影響する因子について、つまり食事内容・食事頻度・口腔衛生・フッ化物利用・ドライマウスを起こす薬剤など、最近何も変化がなかったのなら、まず、カリエスの活動性が高く進行も速い患者はハイリスクだと、そしてカリエスの活動性がなく進行もない患者はローリスクだということができる。

　SBUの報告書でも、次の年のカリエスの発症リスクがほとんどない小児や若年者を見つけるのによいと述べている。

　カリエスリスク評価をこの方法で行なう欠点は、疾患の初期徴候に関係しているとはいえ、現存するカリエス疾患があってはじめて行なえるということである。最もよいのは、初期カリエスさえも生じていない段階で、カリエスリスクが評価できることだろう。これは困難であるとしばしば証明されている。

カリエスリスク因子

　個人のカリエスリスクを描出するためにもっと総合的に調べる方法がある。また、カリエスの背景図にはいくつかの間接的因子も関与し、その全体図に重みづけしている。

　集団レベルでは、例えば、唾液中細菌検査は、特にカリエスリスクの低い人を見つけるための方法である。ハイリスクの人達よりも安全だということを明らかにする。

- 食事パターン、発酵性炭水化物の1日あたりの摂取回数
- 細菌叢
    - 口腔衛生
    - ミュータンスレンサ球菌
    - ラクトバチラス菌
- フッ化物の利用
- 唾液検査値
    - 分泌量
    - 緩衝能
- 唾液分泌低下薬
- ドライマウスを引き起こす疾患

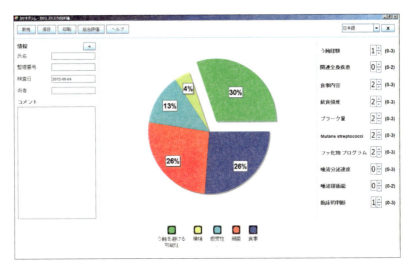

図11:1 コンピュータプログラムのカリオグラムはインターネットwww.mah.seからダウンロードできる。歯学部・カリオロジー講座を検索してほしい。(訳註：日本語版はhttp://dentocult.jp/atosetu.htmlでダウンロードできる。)

- 口腔健康やデンタルケアへの態度と歯科疾患の知識
  - 社会的・文化的背景
- 歯科恐怖症

カリオグラム

　カリオグラムはスウェーデンで開発されたコンピュータプログラムで、ある患者がカリエスに罹患する理由に影響する因子の複雑な関係を、簡単な方法で示すことを目的としている。まず1人の患者について、カリエスリスクに影響する因子の大きさを入力していく。食事にどういうものを食べているか、何回くらい食べているか、口腔内の細菌叢はどうか、フッ化物の利用はどうか、唾液量はどうかなどである。そして、カリオグラムはカリエスのリスクを計算し、円グラフでそれを表す。様々な予防処置の例を示し、その効果をグラフによって描出する。

カリエス予測の評価

　予後とはある疾患の将来たどるコース、つまり展望について述べることである。カリエスの予後を決めるためには、その損傷がどうして起こったのか、どうやって、またどのくらいの速さでその症例全体に進行が生じるだろうかということについての知識が必要になる。

予後を決めるために、どんな情報が必要だろうか？
予後を決めるための必須項目
- カリエスの原因と防御因子についての最新の所見
- 以前のカリエス疾患に関する情報。例えばその患者は以前どのくらいカリエスに罹患しやすかったか。

何が予後に影響するのか？

良い・疑わしい・悪い予後

通常、我々は予後について、*良い*・*疑わしい*・*悪い*で判定する。よって、予後に影響するのは、カリエスに対する因果因子に直接作用するものとフッ化物の利用である。個々の歯には、当然、充填物も予後に影響する。

患者がカリエスに罹患すると考えられるリスクや、どのようなことをすればよいのかについて、その患者への説明方法を17章で解説する。

演習問題

1. カリエスリスクを評価するとはどういう意味だろうか？
2. どのような患者のカリエスリスクが評価されるべきだろうか？
3. なぜカリエスリスクは毎年評価されるべきなのだろうか？
4. カリエスリスク評価のために得られるデータのうち、最も重要な因子は何だろうか？
5. どのような状況で、カリエスリスク評価のためにより総合的な調査が正当化されるだろうか？
6. カリオグラムの利点と欠点は何だろうか？
7. カリエスの予後を評価する利点は何だろうか？
8. どうやってカリエスの予後に影響を与えられるだろうか？

12 カリエス予防処置の効果

今日、ある予防処置と他の処置の違いを調べたいと思ったら、1つ以上の*ランダム化対照試験*をしなければならない（RCT = randomized controlled trial）。これらの研究には高い立証能力があり、いくつかの研究からも同じ見解が得られれば、その評価は本当に正しいと強い確信が持てる。ランダム化をしない*臨床対照試験*（CCT = clinical controlled trial）は、それより立証能力は低くなる。

2002年以前に行なわれたカリエス予防処置、または予防モデルの研究がRCTであることは珍しく、CCTの研究が多い。それらの多くは、それぞれを比較するのが難しい。様々な母集団に対応しており、異なる方法で異なる時間といった具合に条件が異なるものを調べているからである。それらの研究内でテストされた処置が実験群で効果がなかったとしても、その結果を異なるデザインで行なわれた研究と比較したり一般化したりするのは難しい。

スウェーデンでは、SBU（医療技術評価協議会）が2002年に*カリエス予防*に関する報告書を出版した。その中で、今日、我々が使っているカリエス予防処置についての科学的根拠が、システマティックにクリティカルに調べられた。この報告書は約900の学術論文を調べ、それらから実際に他の研究と比較できるものを推察した。データは十分に信頼性があり、課題に答える内容のものでなければならない。このために、現在使われているやり方に従って調べられた。結果はどうだっただろうか？

2つの結論に強い科学的根拠

設定された解釈方法に基づくと、強い科学的根拠が見つかったのは2つの結論だけだった。1つ目は、フッ化物配合歯磨剤の日常的使用が効果的なカリエス予防方法であるということ。2つ目はその効果は量依存性であること。つまり、より高濃度のフッ化物1,500 ppm（parts per million）が、1,000 ppmより効果的だということである。

1つの結論に中程度の強さの科学的根拠

中程度の強さの科学的根拠が存在したのはたった1つの結論だった。それは、小児と青年に対してフッ化物によるカリエス予防プログラムに効果があったということである。異なる方法の組み合わせについては、違いは認められなかった。全てはSBUの評価によるものである。これは今日の医療にどんな意味があるのだろうか？ これによって他の全ての予防処置を捨てるべきだろうか？

他の全ての予防処置を捨てるのか？

いや、もちろんそうではない。ただ我々が今日使っている方法のほとんどが、高い、または中くらいの質の科学的根拠で適切な結論を導くというやり方では評価ができていない、というに過ぎない。しかし、もちろん逆も正しいわけではない。予防に効果がないということが証明されることもありうる。

確立された予防方法を
継続する

　よって、論破できないほどの強い根拠が出てくるのを待つ間に、今日我々が使っている確立された予防方法を継続することには立派な理由がある。同時に、将来のカリエス予防についてのよりよい科学的研究を行なう必要もある。これは、我々がカリエスはどうして生じるのかを知っているため、また充填物の耐久性は限られているということを知っているためである。

演習問題
1. *カリエス予防のための*SBUの報告書の最も評価される点は何だろうか？
2. SBUの報告書の欠点は何だろうか？
3. *カリエス予防のための*SBUの報告書が出版された後、カリエスを予防するにあたって、報告書と異なる方法をとる理由は何か？

13 カリエス処置 – 原因療法 – プラーク

カリエス疾患は、歯が損傷を受ける前に処置できる。我々はこの疾患の原因を知っていて、全てのリスクファクターが存在してから不可逆的な歯質の喪失が起こるまでにある期間を要することも知っているからである。もちろん、各患者のカリエスリスクを評価し、カリエスの原因療法をできるだけ早く開始するべきである。食事と細菌に影響を与えることで歯の損傷を予防することができる。

歯科医師の労働時間の半分以上が、以前に行なわれた治療の再治療に費やされている。主な理由は、カリエスの進行、充填物辺縁の間隙に生じる二次カリエスである。これは、充填物と歯の間に間隙があることが原因ではない。穏やかに、静かに酸を産生し続けている、変わらぬ生態系が原因である。

プラークの重要性

プラークが食事因子と共にカリエスを引き起こすというのは非常に明らかである。しかし、フッ化物を配合していない歯磨剤での歯磨きは、フッ化物配合歯磨剤による歯磨きに比べて予防効果がほとんどない。プラーク量が多いとカリエスに多く罹るのかということさえ明らかでない。わかっていることは、プラークの組成、つまり酸産生菌の割合と食事因子がカリエス病変の発症と進行に非常に重要であるということである。一方、我々はプラークのない歯面にはカリエスはできないということを知っている。例えば、頬側や舌側の中央部である。

歯肉炎や歯周炎と違って、フッ化物配合歯磨剤なしでの歯磨きは、カリエスにとってはかなり効果が限られる。しかし、全てのプラークを除去すれば、これはカリエスと歯周病の両方の発症・進行に非常に効果がある。

フッ化物配合歯磨剤なしでの歯磨き－カリエスに対する効果は限られている

口腔衛生処置－機械的

歯磨き
歯ブラシは頬側・舌側・咬合面のある程度のところまでは届く

隣接面の清掃
デンタルフロス
爪楊枝
歯間ブラシ

電動歯ブラシ

電動歯ブラシは、普通の歯ブラシが届くところを機械的に清掃しやすくする。

他の方法も提供されている。例えば水圧を使って清掃する装置など。これらの効果については疑わしい。

口腔衛生処置－化学的

プラークの成長は多くの化学物に阻害される。歯科領域で最もよく使われる抗菌剤はクロルヘキシジンで、濃度は0.1％から1％である。カリエス処置では、クロルヘキシジンは主にミュータンスレンサ球菌数が多いか、カリエスのハイリスクまたは他の方法で処置が上手く奏功しなかった活動性の高いカリエスが適応症である。カリエス処置には、個人スプリントに1％のクロルヘキシジン使用が適切である（77ページ参照）。この処置の効果については立証されているが、クロルヘキシジンジェルを使った単独処置では、カリエスの発症・進行に対してあまり効果がない。

1％クロルヘキシジンジェル

口腔内の細菌数を減少させるために使われる抗菌剤は次のようなグループに属する。

陽イオン界面活性剤

陽イオンはプラスに帯電したイオンで、細菌の膜機能・細菌付着・グルコースの吸収に干渉する。

このグループには、クロルヘキシジンや歯科領域で30年以上使われてきたビスビグアニドが入る。陽イオン抗菌剤の他の例は、歯磨剤に配合できる金属イオン（銅・亜鉛・スズ）がある。他にも、アレキシジン・セチルピリジニウム塩化物・ヘキセチジン・サンギナリンがある。これらは洗口剤に含まれ、フッ化物と一緒に配合されることもある。

クロルヘキシジンは、グルコン酸塩と酢酸塩として用いられる。歯科領域ではグルコン酸塩を水溶液にして用いることが多い。クロルヘキシジンはプラスに帯電した分子である。その帯電した分子部分が歯・プラーク・粘膜表面に長時間付着する。クロルヘキシジンは口腔内に塗布した後、数時間残っている。口腔内で、低濃度では静菌作用、高濃度では殺菌作用を発揮する。他の全ての抗菌剤と同様、クロルヘキシジンも唾液中の細菌よりプラーク中の細菌に対する効果が弱い。プラーク中に薬剤があまり浸透せず、またプラーク中の細菌は感受性が弱いからである。

クロルヘキシジンは何時間も残る

陰イオン界面活性剤

陰イオンはマイナスに帯電したイオンで、細菌の膜機能・グルコースの吸収・代謝に影響を与える。フッ化物・ヨウ素・塩素はこのグループに含まれる。

非イオン性物質

膜結合酵素に影響する帯電していない物質は、グルコースの吸収を下げる。このグループは、トリクロサン・チモール・オイカリプトールのようなフェノール性物質を含む。トリクロサンはその

効果を高め、停滞時間を長くさせるために様々な物質と結合させて用いられることが多い。共重合体とマレイン酸がその例である。

トリクロサンは様々な歯磨剤に入っている。チモールはクロルヘキシジンバーニッシュのCervitecに、リステリン洗口剤にもオイカリプトールと共に含まれている。

酵素

酵素は唾液中リゾチームの効果を増加する。アミログルコシダーゼとブドウ糖酸化酵素は歯磨剤の中に入っているが、唾液中ペルオキシダーゼの効果を増加する。

糖アルコール

糖アルコールは、以前は抗菌物質としてみなされていなかったが、特にカリエスに関連する細菌とプラークに影響を与える（14章参照）。

抗菌治療の臨床的応用

クロルヘキシジンは、ミュータンスレンサ球菌に対する処置に最もよく使われる。ミュータンスレンサ球菌は他の口腔細菌よりクロルヘキシジンに対して感受性が強い。ラクトバチラス菌はごくわずかにしか影響されない。クロルヘキシジンの副作用は、例えば味覚の攪乱・粘膜刺激・着色である。唾液分泌量が少ないと敏感度が高くなる。

クロルヘキシジンジェル

ソフトプラスチック製の個人スプリント

- 上下顎の印象をアルジネート印象材で採得する
- ジェルを入れるための軟らかいプラスチック製スプリントを歯科技工士に注文するか、特別な真空加圧形成器を使って自分で作る
- 口腔内に試適し、患者に取り外しの練習をさせる

クロルヘキシジンジェル（1%ジェル、薬局で処方）をスプリントに入れて治療することを家で行なってもらうか、歯科医療従事者の補助のもとで行なう。家で行なう方が好ましく、ほとんどの患者にとって実現可能である。また、それは最も安い方法でもある。協力度が疑わしい患者や体が不自由でスプリントを扱えない患者の場合は、診療室で行なう。結果はどちらも同じである。

家で行なう方法

1. 歯を磨く
2. ジェルを2–3cmスプリントに出す。スプリントを口腔内に入れる。スプリントを口の中に入れたまま、口を漱ぐ。刺激のある不快な味がする余剰のジェルを除去するためである。5分間そのまま放置する。
3. 口を漱いで全てのジェルを除去する
4. 14日間、1日1回処置を繰り返す

診療室で行なう方法
専門的歯面清掃の後、
1. スプリントにジェルを入れ、口腔内に入れる。患者にスプリントを口の中に入れたまま、口を濯いでもらう。刺激のある不快な味がする余剰のジェルを除去するためである。5分間そのまま放置する。
2. スプリントを取り外し、スプレーできれいにする。患者に何度もよく口を濯がせる
3. ステップ1と2を2回繰り返す（全処置時間は3×5分である）
4. 3×5分の処置を2-3日以内に繰り返す

効果をチェックするために、処置終了1週間後に、ミュータンスレンサ球菌の*細菌検査*を行なうべきである。細菌数を減らすために他の状態も最適にしておくべきである。細菌数減少は、実質1ヶ月から6ヶ月以上持続する。

診療室で行なう方法は、協力度が疑われる患者に望ましい。

1％クロルヘキシジンジェルでのポリッシング：
1. 専門的歯面清掃を行なう
2. ラバーカップにジェルを付けて到達可能な全歯面をポリッシングする
3. 隣接面にフロスやストリップをやさしくかける
4. 1週間以内にこの処置を繰り返す

クロルヘキシジン処置のうち、クロルヘキシジンバーニッシュとクロルヘキシジン洗口液は、有意なカリエス阻止効果が示されなかった。後者はほとんどのカリエス研究で調査されていない。

クロルヘキシジンバーニッシュ
クロルヘキシジンバーニッシュ（例Cervitec）は乾燥させた歯面に塗布する。ジェルより長く停滞する。Cervitecは、1％クロルヘキシジンと1％チモールを含む。

クロルヘキシジン洗口液
2mg/ml（0.2％）のクロルヘキシジンを含む洗口液は、カリエスの問題を抱えた高齢者でジェルが利用困難な場合に、長期的な処置として適応される。

フッ化スズ

> フッ化スズは抗菌効果がある

フッ化スズ（SnF_2）は、スズイオンにより抗菌効果がある。スズイオンは、脱灰歯面に停滞し着色する。主に根面の初期カリエス病変に用いられる。エナメル質の初期カリエス病変に用いると、強い着色が生じるので注意すること。フッ化スズは歯科用ジェルに1％から2％、水溶液に8％含まれている。後者は金属味があり、粘膜や歯肉を腐食する可能性がある。

フッ化スズ8％の使い方：
1．新しく調合された溶液を、乾燥させた根面にブラシまたは綿球で塗布する
2．1分間放置する
3．患者にうがいをさせる
4．カリエスリスクによって処置を繰り返す

その他の物質

歯磨剤には抗菌剤がよく含まれるが、口腔細菌への効果は限られていて様々である。例えば、オイカリプトール・ラウリル硫酸ナトリウム（SLS）・トリクロサン・キシリトール・唾液の防御機能を刺激するためのある種の酵素がある。細菌叢に対する効果は非常に低い。これらの歯磨剤への添加物がカリエスに対して臨床的効果があるかどうかは十分には解明されていない。

抗菌剤の適応症

カリエス処置に限って抗菌剤を使用する場合のゴールは、カリエス誘発性細菌叢を迅速に減少させることである。この方法で、食事因子など他の原因因子を修正するために時間を稼ぐことができる。一般的に抗菌療法は、例えば上記で説明したクロルヘキシジンジェルのスプリントなどで、3ヶ月以上細菌数を減らすことができる。抗菌剤で引き続きの処置が必要になることはあまりない。抗菌剤を使用する場合は、その前後に細菌検査を行なうのが望ましい。

より長期の治療の適応症は、おそらく口腔衛生習慣を身につけるのが困難な患者だろう。継続治療には、低い濃度のクロルヘキシジンの使用が時々選択される。味覚の攪乱や着色といった副作用を低減するためである。

演習問題

1．なぜ全ての患者に毎日抗菌剤を使用するよう勧めないのだろうか？
2．なぜクロルヘキシジンの治療の後にそんなに長く悪い味が残るのだろうか？

カリエス誘発性細菌叢を迅速に減少させる

# *14* カリエス処置 – 原因療法 – 食物

カリエスの問題を抱える患者の食事記録により、発酵性炭水化物を1日に数多く摂っていることが分かったら、その患者の食事についてディスカッションすべきである。もしスクロースや加工澱粉製品（54ページ参照）が食事摂取に頻回に含まれるようなら、特に食事についてのディスカッションは重要である。

シュガークロック（図8:2）や簡単なステファンカーブ（図2:1）やカリオグラム（図11:1）を使って、基本的事項についての情報を提供できる。もし患者が興味を持ってくれたら、食事性のカリエスの問題を持つ人に適切な食事指導を行なえる：

- 食事摂取回数を1日5回までに減少するようにする。つまり、朝食・昼食・夕食・数回のおやつである。必ず、食卓でのみ食事を摂るようにルールを決める。
- 1日きちんとした食事を5回摂ると、十分なエネルギーと栄養が得られること、そのため食欲や間食を抑えられ食べる量が少なくなり、よって発酵性炭水化物、主に高濃度のスクロースの摂取量が減少することを確認する。よい栄養とは、炭水化物の量がエネルギー摂取量の約60%を占め、主に澱粉と食物繊維の形態であるべきだ。一方、スクロースはエネルギー摂取量の1/10を超えるべきでない。
- スクロース含有の食事または加工澱粉製品を含む食事数を制限するよう努める
- スクロース含有の食事、特にキャンディ、甘味料の入ったソフトドリンクを他の物に変える（下記を参照のこと）
- 夜の飲食を避けるようにする。ただし水はよい

栄養的事項を含めて、患者の行動を変容させるための教育的方法については、17章に説明する。

スクロースの代用糖

スクロースの代用糖（甘味料）は甘味を付ける食品添加物である。それらには、天然のものと合成のものがある。

様々な甘味料がどのくらいカリエスに関係するかには、大きな違いがある。

甘味料に関するいくつかの定義（スウェーデン国立食品局）

"*sockerfri（シュガーフリー）*"のような言葉は任意に使われる恐れがある。"*sockerfri（シュガーフリー）*"または"*utan socker（ノンシュガー）*"は、人工的な添加にせよ天然にせよ、糖類が含まれていない食品という意味である。しかしながら、他の甘味料は存在することがある。その場合、それらを原材料のリストに入れなければならない。

"*socker inte tillsatt（シュガーは添加されていない）*"と"*osockrad（非シュガー添加）*"は糖類が添加されていないことを意味する。しかしながら、牛乳やジュースなど、糖類は食品に自然に存在している。

"*utan vanligt socker（通常のシュガーなし）*"は、その食品に通常の糖類（スクロース）は含まれていないが、果糖や乳糖のような他の糖類は含まれていることを意味する。これらは、"*utan vanligt socker（通常のシュガーなし）*"という言葉でパッケージにはっきりと記さなければならない。製品には栄養素を記述しなければならない。

"*vanligt socker inte tillsatt（通常のシュガーは添加されていない）*"は、スクロース以外の糖類が添加されていることを意味する。パッケージにはその添加している糖類のことを明記しなければならない。製品には栄養素を記述しなければならない。

"*osötad（非甘味料）*"または"*icke sötad（甘味料なし）*"は、甘味を与える物質が使われていないことを意味する。その製品に栄養素を記載しなければならないという決まりはない。

非栄養性甘味料

非栄養性甘味料は、スウェーデンやヨーロッパで甘味料食品添加物としての使用が現在承認されている。

- サッカリン

サッカリンは強い甘味のある人工甘味料で、最も広く使われている。これは100年以上前に発見された。砂糖の500倍の甘味を持つ。サッカリンには苦みもあるので、通常はチクロやアスパルテームのような他の甘味料と組み合わせて使う。製品名にはエルメスタがある。

- チクロ

チクロは強い甘味のある人工甘味料で、シクラミン酸ナトリウムの形で最もよく見られる。砂糖の30倍の甘味を持つ。しばしばサッカリンと混合し、チクロとサッカリンの比率は10：1である。チクロは、1969年に米国で発癌性が疑われて禁止された。

スウェーデンでは、以前、チクロは卓上甘味料として認められた甘味料だった。つまり、錠剤型・ドロップ型・粉末型の形態で個人的に使用されていた。2001年以来、スウェーデンはEUの規則を導入し、チクロをアイスクリーム・飲料・デザート・ジャム・菓子類・チューイングガム・ペーストリー・ダイエット用錠剤・サプリメントに入れることを許可している。

- アスパルテーム

　アスパルテームはスウェーデンでは1982年に最初に使用された。強い甘味のある甘味料で、アミノ酸のアスパラギン酸とフェニルアラニンが結合してできている。砂糖の120倍から220倍の甘味を持つ。アスパルテームはほとんどのソフトドリンクに使用されている。製品名にはニュートラスイートとAspartilがある。

- アセスルファムカリウム

　アセスルファムカリウムは、スウェーデンでは1987年に食品添加物として承認された。強い甘味のある人工甘味料で、砂糖の130倍から200倍の甘味を持つ。アセスルファムカリウムのカロリー量は0である。主にジュース・ソフトドリンク・菓子類・アイスクリームの甘味に用いられる。製品名にはサネットがある。

- スクラロース

　スクラロースは砂糖の600倍甘い人工甘味料である。ソフトドリンク・ジュース・デザート・菓子類に使用されている。

栄養性甘味料
単糖類
- 転化糖

　転化糖はグルコースとフルクトースを等量混ぜたものである。転化糖はサトウキビよりも甘味が強いので、食品業界で甘味料としてよく使われている。天然にも認められ、蜂蜜が含まれる。

- フルクトース

　フルクトース（果糖、レブロース）は単糖類で、主に果物や野菜に認められる。蜂蜜には35のフルクトースが含まれる。フルクトースはカリエスの発症・進行を引き起こす。

- グルコース

　グルコース（ブドウ糖、デキストロース）は単糖類で、ほとんどの植物に含まれる。二糖類のスクロース・ラクトース・マルトースの一部である。グルコースはカリエスの発症・進行を引き起こす。

- グルコースシロップ

　グルコースシロップ、水あめは、主に糖類のグルコースとマルトースを含んでいる。グルコースシロップは菓子類とアイスクリームに使用される。

糖アルコール

　糖アルコールは、スクロースとほとんど同じくらいのカロリー量である。糖アルコールのカリエスリスクは低いかゼロである。

　多価アルコールの吸収は一般的にゆっくりで不完全である。よって、多く消化しようとすると、大腸に水分が留まることがあり、下痢の原因になりうる。これらの副作用への感受性には個人差がある。糖アルコールは、菓子類・アイスクリーム・ジャム・ペーストリーに見られる。

- ソルビトール

 ソルビトールは糖アルコールの1つで、多量摂取で下剤効果がある。歯面の細菌はソルビトールを分解できないか、少量の酸しか産生できない。よって、ソルビトールの摂取によるカリエスリスクは無視できるほどだと考えられている。

- リカシン

 リカシンは水素化されたグルコースシロップの商標名で、様々な糖アルコール、特にマルチトールとマルトトリトールとの混合物である。マルチトールは菓子類に使用される。

- キシリトール

 化学的にはキシリトールは糖アルコールで、商業的には樺の木のヘミセルロースから生産される。よって、björksocker（訳註：英語でbirch sugar、樺の糖という意味）と呼ばれる。砂糖と同程度の甘味を持つ。

 自然界には、ラズベリーやいちご、特にイエロープラムの中にキシリトールが存在している。少量のキシリトールは体内で非常によく代謝されるが、量が多くなると（＞50 g/日）、下痢の原因になる。

キシリトールは酸に分解されない

 糖類と違って、キシリトールはプラーク内細菌によって酸に分解されないので、カリエスの原因にならない。この特徴により、キシリトールはシュガーフリーの菓子類やチューイングガムに甘味料として使用されている。

キシリトールガムでプラーク量が減る

 多くの研究で、キシリトールガムを長期的に摂った人にプラーク量の減少がみられたということが示されている。よって、キシリトールには"抗プラーク効果"がある。また、そのプラークの粘着性は弱くなる。

 キシリトールには、主なカリエス誘発性細菌種の1つであるミュータンスレンサ球菌の阻害効果もある。

 フィンランドや他の世界中の国々で、キシリトールの定期的摂取がカリエス罹患率に及ぼす影響について、数多くの長期的研究が行なわれてきた。これらの研究は科学的な手法で行なわれており、といっても議論の余地もあるが、1日2粒から3粒のキシリトールガムを毎日摂取することがカリエスの減少につながると示している。最近の研究では、カリエス減少効果を得るためには、かなり多くの量、少なくとも6グラムを毎日摂る必要があると示している。しかし、キシリトールガムをそのくらい多くの量、毎日摂取することは、歯に無害なだけではなくカリエスの発症率も抑えると考えられる。

- マンニトール

 マンニトールは主に薬剤製品に用いられており、菓子類への使用は薬剤製品より少ない。

- マルチトール

 マルチトールはシュガーフリーの菓子類に使用されている。

- イソマルト

イソマルトにはグルコース－ソルビトール・グルコース－マンニトールがおよそ等量で存在している。菓子製品に使用されている。

図14:1を参照のこと。

甘味料	カリエスリスク	備考
サッカリン	なし	耐熱70度まで
チクロ	なし	耐熱性あり
アスパルテーム	なし	耐熱100度まで ごく短時間
アセスルファムカリウム	なし	耐熱性あり
スクラロース	なし	
転化糖	大きい	
フルクトース	大きい	
グルコース	大きい	
グルコースシロップ	大きい	
ソルビトール	小さい	多量に摂ると下痢とガスの原因になる
リカシン	小さい	下痢
キシリトール	なし	わずかに下痢
マンニトール	小さい	多量に摂ると下痢とガスの原因になる
マルチトール	小さい	多量に摂ると下痢とガスの原因になる

図14:1 甘味料のまとめ

演習問題

1. なぜ、食卓でのみ食事を摂るように指導するのがよいのだろうか？
2. キシリトールのどの性質が代替甘味料の中でキシリトールを特別なものにしているのだろうか？
3. 間食への願望を抑えるために、どんな方法が適切だろうか？

15 カリエス処置 – 原因療法 – 唾液

　もし唾液分泌量が減少すると、口腔内の生態系は劇的に変化する。いくつかの防御力が減弱するか完全に消失する。唾液分泌量が減少すると、pHの恒常性が崩れ、口腔内はわずかに酸性に傾く。つまり、耐酸性細菌のミュータンスレンサ球菌やラクトバチラス菌が選択的に増える。よって、カリエスリスクが高くなる。唾液分泌量が減少すると、咀嚼や嚥下も困難となる。不快感も増し、味付けのある食べ物に敏感になる。口腔内の内容物が肺へ誤嚥するリスクも高くなる。

　もし可能なら、唾液分泌量が正常レベルに維持されているかどうか検査することが重要である。残念ながら、唾液量の減少は多くの場合、慢性的な状態か、変更が難しい投薬による。よって、ドライマウスの治療方法のほとんどは、直接的にカリエスリスクを減少させることと症状を緩和することである。

唾液量の不足に対する治療

カリエスの活動性リスクを軽減する

患者の主観的訴えを緩和する

　唾液量が減少している患者の治療には2つの専門処置がある。カリエスの活動性リスクを軽減することと、患者の主観的な訴えを緩和することである。カリエス予防処置は、通常の方法を患者の特異な状況に仕立て直して行なう（フッ化物と食事のセクションを参照）。患者の主観的な訴え、粘膜の乾燥に関しては、特別な処置を行なう必要がある。

　唾液腺がまだ少し唾液を産生しているなら、分泌を刺激して促す様々な方法を選択する。主に咀嚼によって分泌を刺激することができるが、酸味や甘味のある物でも刺激できる。これらの両方の方法が唾液分泌を増加させる。物を食べる時に通常発生するメカニズムを使って、薬剤よりも生理現象の利点を利用するとよい。

チューイングガム

　咀嚼は唾液分泌を増加させるので、プラーク中のpHが低い時間を大幅に短くできる。カリエス予防の観点では、シュガーレスガムだけを指す（14章参照）。頻回に咀嚼することにより、"トレーニング"効果も得られ、刺激唾液分泌と安静時唾液分泌の両方が向上する可能性がある。その効果は、酸味や甘味のある調味料によっても上げられる。

トローチ

　トローチで唾液分泌を上昇できる。しかし、チューイングガムほどではない。その効果は機械的な刺激と、味刺激によるものの両方である。

薬剤による刺激

現在、ピロカルピンが1つの薬剤として登録されている。直接的な薬理効果で唾液分泌を刺激する。経口投与で血中から直接唾液腺に作用する。放射線治療やシェーグレン症候群による唾液減少症が適応症で、医師によって処方される。効力は涙腺でも作用する。

鍼治療

いくつかの対照研究で、鍼治療が唾液分泌を向上させることが示されている。

代用唾液

刺激を与えても唾液腺が十分な唾液量を産生できない場合、代用唾液でドライマウスを治療する。これらは、唾液の塩・無機質成分・触感に類似して製剤されている。スプレー・ジェル・溶液の形態で入手でき、そのうちスプレーは使用が簡単である。

代用唾液の最適な組成は次のようなものを基本にしている。

唾液量を増加

- 酸：クエン酸かリンゴ酸がよく使われる。しかし、酸蝕の害がある。
- 甘味：キシリトール

酸蝕症とカリエスを予防

- フッ化物、リン酸カルシウム塩
- 重炭酸塩

潤滑性を向上

- ピーナッツ油
- シリコーン油
- CMC（カルボキシメチル）
- ムチン
- アマニ油

抗菌システムを追加

- ラクトフェリン
- リゾチーム
- ラクトペルオキシダーゼ活性物質

刺激成分を除外

- ラウリル酸ナトリウム(SLS)
- メントール、オイカリプトール
- 保存料
- アルコール

通常はいくつかの調剤を試し、最適な状態を得られるような組み合わせを見つける。ドライマウス患者は、市場に出回っている調剤にしばしば意見を寄せている。健康改善のためには"個人に合わせた解決法こそが基準"となる。

口腔用軟膏

口腔用軟膏またはクリームは、しばしばフッ化物配合で市場に出回っている。溶液やジェルより口腔内に長く停滞する。よって、夜や食前に用いられる。

ドライマウスの臨床的管理

1. 唾液分泌量を検査する
2. 唾液分泌を刺激させることや代用唾液を利用する
3. 0.2％フッ化ナトリウム溶液で毎日うがいする
4. 唾液分泌が減少している理由を調べる。多くの場合、理由は明らかにならない
5. カリエスリスクを見つけ、原因を治療する（食事と細菌）。そして、唾液の防御効果を補充する（唾液分泌の刺激、水でのうがいやフッ化物の使用、特に1％フッ化ナトリウムジェル）。
6. これらの治療効果をフォローアップする

多くの異なる方法が問題を軽減してくれるだろう。しかし、中心に置くのは次のことである：

- 踏むべきステップの数を最小にする
- 選択した方法を日常的に行なうようにする
- 治療効果をモニタリングする

次ページの図15:1を参照のこと。

演習問題

1. 唾液分泌の減少はカリエスリスクをなぜ高くするのだろうか？
2. 予防方法は、なぜ1日おきではなく、毎日行なうよう勧告するのだろうか？
3. 代用唾液にはどのような成分が入っているのだろうか？
4. どのような方法で唾液分泌を増加できるのだろうか？

	協力的な患者	非協力的な患者
フッ化物	1500ppmのフッ化物配合歯磨剤を1日2回 必要ならば0.42％フッ化物ジェルを個人スプリントに入れて1日5分 オプション：0.2％のフッ化ナトリウム洗口液でうがいする 歯磨剤のDuraphatのうち5mg/gを1日3回使用する	1500ppmのフッ化物配合歯磨剤を1日2回 フッ化物バーニッシュを1年に4回 オプション：歯磨剤のDuraphatのうち5mg/gを1日3回使用する
栄養	食事の回数を1日最大5回 水の摂取を増やす 代用糖の利用	
プラークコントロール	機械的プラークコントロールを最適にする（1mg/mlクロルヘキシジン洗口液で補充する）	専門家によるクリーニングを1年に4回 1％クロルヘキシジンジェル3×5分を2日間連続で行なう。これを1年に4回 または、クロルヘキシジンバーニッシュ2回を、1年に4回
唾液分泌の刺激／代用唾液	トローチ、ガム、口腔スプレー ピロカルピン（サラジェン）を医師に処方してもらう	トローチ、ガム、口腔スプレー ピロカルピン（サラジェン）を医師に処方してもらう

図15:1 唾液減少症でカリエス活動性のある患者に対するカリエス予防プログラムの例。(AlmqvistとJohansson 2000より改変)

16 フッ化物

フッ素 – 実際はフッ化物イオン（F⁻）– は、カリエス病変を予防し進行を遅らせるために我々が持っている最も効果的な化学物質である。例えば、1960年代にほとんどの欧米諸国で起こったカリエス罹患率の減少の主な理由は、フッ化物配合歯磨剤の利用である。フッ化物のカリエスに対する効果が発見されてから、フッ化物はどのようにしてカリエス予防効果を発揮しているのか、どのくらいのフッ化物の使用が最適なのかという点について、様々な考え方が登場した。

カリエスに対するフッ化物 – 歴史

フッ化物にカリエス予防効果があることが発見されたのは、1900年代初頭であった。米国の研究者らが、なぜある地域にのみエナメル質に特異な変色があるのかを見つけ出そうと試みていた。同時に、そのような変色のある人には比較的カリエスが少ないことも発見された。

1916年、その変色はその地域の水の中にある何かの因子が原因であるに違いないと解明されたが、1931年になってようやくそれがフッ化物であることが示された。水の中のフッ化物の濃度が高いほど、エナメル質表面の広い部分が変色していた。よって、この現象はエナメル質フッ素沈着症または歯牙フッ素症と呼ばれることになった（91ページ参照）。この発見により、飲料水中の異なるフッ化物濃度の地域の間で大々的な比較が行なわれた。

1938年の有名な研究で、米国の21の都市をH. T. Deanが調べ、飲料水中フッ化物濃度とカリエス病変や歯牙フッ素症の存在の関係を見つけた。その結果は、まずフッ素化された水はカリエスの発症を抑え、水中のフッ化物濃度が上昇すると歯牙フッ素症の発症率も上昇するというものだった。フッ化物濃度については1mg/L、つまり1ppm (part per million)で最適になると明らかにされた。この濃度だと、誕生からフッ素化された水を飲んでいる人のカリエスの割合は半分になり、歯牙フッ素症がひどい状態まで進行するという副作用が生じなかった。

1940年代初めには、米国の水道施設でフッ化物を添加し水道水のフッ化物濃度を1mg/Lにあげてみた。4つの都市で行なわれたこの試みは、数年後には同じフッ化物濃度の自然水が得られる地域とカリエス罹患率を同じレベルにまで落とすことができた。

1952年から1962年の間に、スウェーデンのNorrköpingの飲料水システムがフッ素化された。永久歯のカリエス減少（DMF-Sによる測定）は、アメリカの水道水がフッ素化された都市と同じだった。7歳児で37％、14歳児で27％の減少率を示した。

1971年、国会で137票のうち126票が飲料水にフッ化物を添加する法律の撤回を求め、スウェーデンでは水道水フッ素化はもはや許可されていない。世界保健機関（WHO）は1975年と1978年に、加盟国へ飲料水のフッ素化はカリエス予防方法として安全で、安価で

フッ素化水道水はカリエス罹患率を下げる

効果的であるため利用するよう呼びかけた。

スウェーデンでは1977年に政府の調査機関が設置されて、カリエス予防のためのフッ化物の利用についての疑問点を調査した。1981年にその委員会は報告書を出している。そこで、自治体が飲料水にフッ化物を添加することを許す法律を拒否した。代わりに、人々の食事・口腔衛生・効果的な個別のフッ化物処置を向上させるような方策を強化するよう勧告した。飲料水フッ素化が計画されない主な理由は、個人の選択の自由が奪われるからである。

フッ化物委員会のメンバーの2・3人と全ての専門家は見解を保留し、自治体自身がカリエス予防のために飲料水のフッ化物濃度を上げるのかどうか決める自由があるとした。

分布

化学元素

フッ素は地殻に含まれる化学元素のうち13番目に多いものである。カリエス病変の治療や予防に使われているフッ化物塩は、主に、フッ化ナトリウム・フッ化カルシウム・フッ化スズ・モノフルオロリン酸ナトリウムである。フッ素は全元素の中で最も反応性が高いので、自然界には存在せず、常に化学結合している。

1886年にフランスの化学者H. Moissanが、最初に元素のフッ素を分離するのに成功した。その発見によって、彼は1906年にノーベル化学賞を受賞している。

フッ素産業にとって最も重要な無機質は_ホタル石_、つまりCaF_2で、フッ素化合物の半分がこれであり、もう1つは_フルオロアパタイト_、つまり$Ca_5(OH,F)(PO_4)_3$で、OH^-/F^-の部分は変換する。最も高価な無機フッ化物は_氷晶石_、つまり$AlF_3 \cdot 3NaF$で、アルミニウム生産に使用される。

海水には、1.0 mg/Lから1.4 mg/Lのフッ素が含まれていて、湖水は典型的には0.1 mg/Lであるが、周辺の岩盤に依存する。

挿話として、フッ素は第二次世界大戦まで広く興味を持たれていた。当時は、原子爆弾の大量生産のため、その後は、原子力産業がウラン235濃縮の大量生産のために六フッ化ウランが必要になる。世界のフッ素生産は1年間に約20,000トンと見積もられる。

体内のフッ素

WHOによると、フッ素は生物に必要な14の微量元素のうちの1つである。フッ素の主な摂取源は、飲料水・茶・骨付き魚・海産物・骨付き肉である。

フッ素の主な摂取源

ヒトの母乳のフッ素含有量は、0.005 mg/Lから0.01 mg/Lである。乳児用特殊調製粉乳の場合は、溶かすための水に1.0 mg/Lのフッ素が入っていれば、1.0 mg/Lから1.3 mg/Lのフッ素が含まれることになる。

耳下腺唾液中のフッ素は0.025 mg/L未満で、血漿中濃度の約3/4である。

フッ素は80％から90％がフッ化物イオンの形で吸収されるが、カルシウムが存在すると摂取が阻害される。ほとんどは尿と共に排泄され、微量に汗・唾液・母乳によって排出される。フッ素はさらに胎盤を通して胎児の歯蕾を形成する時に使われる。体内に残るフッ素の約99％は、フルオロアパタイトなどとして骨と歯に認められる。

非常に多く摂取すると、主に高濃度のフッ素入り飲料水からであるが、エナメル質フッ素沈着症として歯に障害を与え、さらに骨にも骨格フッ素沈着症などの影響が出る。骨格フッ素沈着症は中国やアフリカで発症している。

歯牙中のフッ素

血中・唾液中・組織液中には、フッ素はフッ化物イオン（F⁻）の形で存在しているが、エナメル質表面やエナメル質外層には、フッ素は<u>フッ化カルシウム</u> CaF_2 としても存在している。

フッ化物イオンが歯牙硬組織の中に入ると、ハイドロキシアパタイト $Ca_{10}(PO_4)_6(OH)_2$ 中の1つか2つの水酸基 OH^- と置換する。そうして、<u>フッ素化ハイドロキシアパタイト</u> $Ca_{10}(PO_4)_6FOH$、または<u>フルオロアパタイト</u> $Ca_{10}(PO_4)_6F_2$ が形成される。

エナメル質の基質タンパク質が形成される時、第一段階で石灰化が起こる。既にその時には、エナメル質内にフッ素が多かれ少なかれ入り、その量は食事や飲料水中にフッ素がどのくらいあるのかに依存している。そのフッ素は歯牙組織中に均等に分布するわけではない。最も高い濃度で存在するのは、エナメル質表面と象牙質の歯髄に近接する部分である。

> エナメル質表面と象牙質の歯髄に近接する部分に最も高い濃度

<u>エナメル質</u>外層の1/10mmのフッ素濃度は、口腔内に存在するフッ素によって年齢と共に増加する。そのフッ素濃度は、エナメル質表面直下で数百から数千mg/kgである。一方、エナメル質のより深い部分では、かなり低い50mg/kgから100mg/kgとなり、エナメル象牙境に近いところになると再び上昇する。

<u>象牙質</u>内では、フッ素濃度はエナメル質よりわずかに高く、歯髄に近接する部分で最も高い800mg/kgから1,500mg/kgとなるが、これは飲料水中のフッ素濃度に依存する。

健全歯のエナメル質には、フッ素は非常にゆっくりと入り込んで完全に石灰化される。しかし、容易に拡散しやすい粗造なエナメル質に対しては強い親和性がある。つまり、粗造になった脱灰エナメル質に対してはフッ素濃度を容易に増加できるということである。脱灰と再石灰化を繰り返している初期のカリエス病変には、周囲のエナメル質よりも高い濃度のフッ素が存在しているのである。

エナメル質フッ素沈着症

フッ素は、石灰化期にエナメル質・象牙質・セメント質内に入る。この期間の後、エナメル質とセメント質は表面からフッ素を取り込む。歯の萌出前には、歯嚢内の体液から、萌出後は唾液から取り込むわけである。

乳歯は胎生5ヶ月から生後11ヶ月までに形成され、永久歯は誕生から6歳から7歳に形成される。もし、この時期に多量のフッ素があるとエナメル質形成を阻害し、いわゆる<u>エナメル質フッ素沈着症</u>、または<u>歯牙フッ素症</u>が発症する。軽症の場合は、フッ素症はたいしたことはなく、歯面に部分的に小さな白斑が認められる程度である。より重症になると、大きな白いまたは茶色い変色斑が認められる。

エナメル質フッ素沈着症の臨界値は、1日あたりフッ素40-110µg/体重1kgであるが、フッ素への感受性は個人差があり、その個人がより低い閾値で安全になるとはいえない。4kgの赤ちゃんが、0.2 mg/Lのフッ素を含む水を1リットル毎日飲むと、この臨界値に近くなる。しかし、飲料水に高濃度のフッ素が含まれていなければ、1歳半以上の乳児のほとんどは、エナメル質フッ素沈着症にはなりにくい。

フッ素の働き

全身的と局所的に適用する

カリエス予防におけるフッ素は、<u>全身的・局所的</u>の2つの方法で適用される。前者では、フッ素は血中を経由して歯に届く。後者では、歯面に直接塗布して歯に作用する。

効果的なフッ素のカリエス予防効果を得るには、歯の形成後すぐに取り込まれなければならないと長い間考えられていた。歯が萌出する時には、フッ素は既に"浸透して"いてカリエスに対する抵抗性ができていると信じられていた。これにより、全身的なフッ化物療法が促された。一例として、1950年代から保育所で生後6ヶ月以降の全ての乳幼児にフッ化物錠剤が処方された。

あるパラダイムシフト

しかし、フッ化物の主な作用が徐々に明らかになり、1980年代の終わりには、全身的フッ化物療法はそれほどフッ化物の主な作用に対して貢献していないことが示された。フッ素の全効果のうち最も重要なのは、カリエスの攻撃がある時にフッ化物イオンが歯面に局所的に存在し、特に再石灰化を促すことである。この発見はパラダイムシフトだった。フッ素はエナメル質が石灰化する時に確かに取り込まれて何らかの影響はあるものの、それは以前に考えられていたよりも重要ではない。

よって、現代のフッ化物療法は、脱灰のリスクがある歯面、言い換えるとカリエス好発部位にフッ化物イオンが届きやすくすることを意図している。そして、カリエスの攻撃がある時、またはそのすぐ後にフッ化物イオンがその場にあることが重要である。

フッ化物イオンがあると、どのようなインパクトが生じるのだろうか？

1. 最も重要な効果は、フッ素が再石灰化を促進することである。カリエスの攻撃のために歯を離れた無機イオンが、pHが上昇する時にその歯により戻りやすくなる。

2. 脱灰を困難にする。フッ素の存在下で再石灰化が起こると、多くの水酸化物イオン（OH^-）がフッ化物イオンに置換される。これは、前に脱灰された部位のエナメル質結晶のいくつかが、ハイドロキシアパタイトに代わって、より脱灰されにくいフッ素化ハイドロキシアパタイトで構成されるからである。よって、その歯のエナメル質は、次のカリエスの攻撃に対して以前より抵抗性が増している。

3. カリエス誘発性細菌の代謝が影響を受けて酸を産生しにくくなる。すると、酸性環境で際立っていた能力が減弱する。

4．歯面の表面エネルギーが変化し、微生物の付着力がいくらか減弱する。

歯科医療におけるフッ素

歯科医療におけるフッ素を使った治療ストラテジーは、頻回にフッ化物製剤を供給すること、つまり毎日、それも数年という長い期間に渡って、そしてかなり低い濃度で供給するというものである。これは、クロルヘキシジンのストラテジーとは異なる。クロルヘキシジンでは、カリエス治療には高濃度のものを集中的に作用させる。

歯科医療で用いられるフッ化物製品はいくつかある：
- 歯磨剤
- 洗口剤
- 口腔スプレー
- バーニッシュ
- ジェル
- 錠剤とチューインガム
- 飲料水と食物
- デンタルスティックとフロス
- 充填材料

歯磨剤

フッ素 – 主成分

歯磨剤の中でフッ素は主成分であり、その最も高い重要性は、実際フッ素を頻回に定期的に歯面に届かせることである。ブラッシング時にフッ化物配合歯磨剤を毎日使用することは、重要なカリエス予防効果がある。特に幼若永久歯にとって大切である。フッ化物無添加の歯磨剤と比較すると、カリエスの減少は40％以上あったと報告されている。フッ化物配合歯磨剤で歯を磨くことは、カリエスに対して基本的な予防処置の重要点である。

いわゆる"泡残し方法"というのは、歯磨剤の泡を歯の間に押し込むように入れて、ブラッシング後のうがいはごく少量で行なう。その目的は、フッ素が口の中に長く停滞することで、歯磨剤のカリエス予防効果を最適化するためである。この方法は口腔内にフッ素をより長く停滞させるために用いられている一方、そのカリエス予防効果について示すことは難しいままである。

スウェーデンでは2005年から、カリエスの活動性が高いまたはカリエスのリスクが高い若年者や成人には、5000 ppm（5 mg/gまたは0.5％）のフッ化物配合歯磨剤を使用している。この高濃度フッ化物配合歯磨剤は処方箋が必要である。

歯磨剤に最もよく使われるフッ化物は、フッ化ナトリウムNaFとモノフルオロリン酸ナトリウムNa_2PO_3Fである。また、アミンフッ化物が配合された歯磨剤もある。どれが最も効果の高いフッ化物なのかについては異なる見解がある。おそらくその差は小さいのだろう。

洗口剤

　フッ化物配合洗口剤で、毎日または毎週または2週に1度うがいをすると、カリエス抑制効果がある。特にフッ化物配合歯磨剤を定期的に使用しない人の間で効果がある。よく用いられるのは、0.05％から0.2％フッ化ナトリウム液である。1960年代には学校で集団フッ化物洗口を行なうのが普通であった。今日、フッ化物洗口のほとんどは、カリエスの活動性の高い人またはハイリスク者に個人的に処方される。フッ化物配合洗口剤で毎日うがいすると、根面カリエスにも効果がある。

バーニッシュ

　歯科医院で1年に少なくとも2回のフッ化物バーニッシュを塗布する処置では、小児と青年に対してカリエス予防の効果が確実である。最も効果が高いのは、カリエスの活動性の高い人またはハイリスク者に個人的に行なうことである。歯面を清掃し乾燥させてバーニッシュを塗布または伸ばすことが重要である。リスク部位だけに処置する。バーニッシュは歯面に長い間停滞しやすいので、長期効果が得られる。

　セルフケアと歯科医院でのカリエス予防に加えて、学校におけるフッ化物バーニッシュをカリエスリスクの時期である13歳から16歳の生徒に行なったところ、新しいカリエス病変数とエナメル質カリエスの進行を減少させた。その効果はカリエスリスクの高い地域で最も高かった。

　最もよく使われるフッ化物バーニッシュは、2.23％配合と0.1％配合である。

ジェル

　フッ化物配合の歯科用ジェルは、0.2％から1％フッ化ナトリウムのものが多い。個人スプリントを使って5分間歯面に効かせるのが普通である。この方法は、スウェーデンでカリエスの活動性の高い人またはハイリスク者のほとんどに使われている。カリエスの抑制効果は、多くの調査をまとめると平均で35％以上あった。

錠剤とチューインガム

　前述のように、1950年代から保育所において、生後6ヶ月から就学年齢まで、集団予防としてフッ化物錠剤が長期間処方されていた。これは特にフッ素の全身的効果を目的としたものである。フッ素の効果について1980年代の終わりにパラダイムシフトが起こり、この集団処方は終了した。その代わり、現在ではカリエスリスクの高い人に、"補充フッ素"としてフッ化物トローチを推奨している。それによって、歯面の局所的フッ素効果の利点を活かそうとするためである。フッ化物錠剤とフッ化物チューインガムは、1日数回食後に取るのが好ましい。

　フッ化物チューインガムのカリエス予防効果については、臨床的な研究はされていない。しかし、適応症とその利用法はフッ化物錠剤に準ずる。

飲料水と食物

前述のように、飲料水のフッ素化はスウェーデンでは許可されていない。しかしながら、スウェーデンの飲料水のうち、約750,000人においては天然のフッ素濃度が0.8mg/L以上である。牛乳と食塩にフッ化物を添加する方法が、スイス・ドイツ・フランスで行なわれている。

デンタルスティックとフロス

デンタルスティックとフロスは市場に出回っている。カリエス予防の効果を示した研究は発表されていない。

充填材料

修復材料のグラスアイオノマー、レジン修飾グラスアイオノマー、コンポマーにはフッ素が入っている（106ページ参照）。

急性中毒

フッ素の急性中毒性は低い。110mgのフッ化ナトリウムには50mgのフッ素が入っているが（0.25mgのフッ化物錠剤が200錠分）、その量で1歳を越える小児に非常に低い中毒リスクがある程度である。成人に対する致死量は、フッ化ナトリウム約5gで、小児に対する致死量は、体重1kgあたり33mgのフッ化ナトリウムである。症状と治療のガイドラインについては、Fass（スウェーデン薬剤情報www.fass.se）を参照のこと。口腔歯科疾患の薬剤の過剰投与のセクションに詳細がある。

演習問題

1. フッ素のカリエス抑制効果はどのように発見されたのだろうか？
2. なぜ、水道水フッ素化はスウェーデンでは許可されていないのだろうか？
3. フッ素の作用について、1980年代に起こったパラダイムシフトとは何だろうか？
4. どのフッ化物療法が全ての人に適切な基本的予防方法として挙げられるだろうか？
5. "補充フッ素"の利用の適応症は何だろうか？
6. どのような状況でエナメル質フッ素沈着症は発症するのだろうか？
7. フッ素の濃度が1500ppmの場合、75g入りチューブの歯磨剤にどのくらいのフッ素が入っているだろうか？

17 患者の行動変容をどう支援するか？

　カリエスはほとんどの場合、ある種の生活習慣病といえる。つまり、カリエスのある人でも生活習慣を健康的なものへ変えると劇的に効果が表れる。それゆえ歯科医療従事者にとって実際に患者が生活習慣を変えてくれると、理論的にカリエスのコントロールは簡単なのだが、実際にはそれが困難である。本章は、健康的な態度へと変容させることだけでなく、その結果に至るまで患者には様々な方法があることを説明する。

カリエス – 生活習慣病

　肥満や過体重、Ⅱ型糖尿病、いくつかの癌と同じく、カリエスはほとんどの場合、ある種の生活習慣病といえる。これはカリエスのコントロールに影響する可能性を持つカリエスの原因が、我々の生活様式、つまり生活習慣に関係しているという意味である。例えば、食事・食事頻度・口腔衛生・フッ化物の利用がそれに含まれる。

　歯科衛生士や歯科医師として、患者がカリエスのハイリスク者であると評価したら、その患者がカリエスリスクを軽減するためにどの程度習慣を変化させるべきなのかは分かる。問題は、患者にそれを理解させて必要な変化をスタートさせるのが困難であるということだ。染みついてしまった習慣を捨てること、それが全てなのだが、言うは行なうより易し、である。患者にどのような生活習慣にすべきかと単純に言うのは誤った方法である。患者は自分の行動には理由と好みがあり、それによってライフスタイルを決めているのだと反発的に感じるだろう。

染みついてしまった習慣を捨てる

　では、どうすればいいのだろうか？ ヘルスケア分野では、行動変容のための動機づけを提供するということに関して多くの経験を積んでいる。例えば、体重減少や禁煙の分野で、これらはしばしば実践が難しいとされている生活習慣変容である。

ある1つのストラテジー

　生活習慣を変えることは簡単な事柄ではない。しかし、小さなステップの積み重ねで達成が可能になる。最初は目に見えないほどの進歩から、最後には新しい行動へ変化・維持できるまでになるだろう。

5つのステージ

　よって、その変化には時間がかかる。その過程は5つのステージに分けられる。最初の段階では、人は無関心で変化を起こす意志はない。その変化は重要であるとは認められていない、または変化することができると信じられていない。次のステージでは少し確信が揺らぐ。その変化の長所と短所を考慮して天秤にかける。第3ステージでは、その変化を起こそうと思わせるような何かが起こる。まさにその実践、つまり生活習慣の変化が起こるのが第4ステージである。そして新しい習慣を維持する段階が第5ステージで、これが最終ステージである。

17 患者の行動変容をどう支援するか?

　誰かの習慣を変えさせるためのキーポイントは、それを実際に行なって利益を得ている人を見せることである。夜更けにスナックを食べて心地よいひとときを過ごすとか、運転中にキャンディを口に頬張って眠気を覚ますとか、運動時にスポーツドリンクを飲むといったようなことに優る何かがあるに違いないと。

　患者にむし歯ができる理由について何だと思っているのかを尋ねることから始めよう。ほとんど何も知らない人もいれば、よく知っている人もいる。そうすることで、あなたはその患者がむし歯の原因についてだいたいどのくらい知っているのか、そして患者がもっと知りたいと思っているのかどうかを見出すことができる。

　教育的な補助教材をカリエスについての情報提供に利用するとよい。シュガークロック（56ページ参照）からコンピュータプログラムのカリオグラム（71ページ参照）まで様々ある。

中立的事実 −
価値観を与えない

　歯科医療従事者は、中立的事実としての知識を提供するべきである。価値観を与えるのではない。それを除外するのは変な気がしたり困難に感じたりするかもしれない。純粋に中立な事実情報を与えた後に、臨床的知見について説明するとよいだろう。

　例えば、「*あなたは今むし歯があるのですが、これについてどう思いますか?*」そしてこう続ける。「*〜をするのはどうですか?*」、この時点でほとんどの患者は既にどう変化すべきか知っている。

　時には中立的事実で補う必要もある。「*もしこのままの飲食習慣と歯磨き習慣を続けていくと、もっとむし歯ができてしまうでしょう。でも、もし食事回数を減らして、コーラから水を飲むように変え、砂糖の入ったガムではなくシュガーレスガムを選ぶと、むし歯ができるリスクは小さくなります。*」

　歯科医療従事者として、我々は患者の何をも変えることはできない。しかし、我々は患者の傍らにいて、彼らの目を通した世界観を見て、サポートすることはできる。温かい共感的な態度が重要である。会話がどのくらい上手く運んだのか、変化に導く可能性はどのくらいあるのかを知る指標は、その会話中に誰が最も話をしたのかということである。

　患者が主体となり能動的であることが重要である。栄養・食事頻度・口腔衛生・フッ化物利用に関する場合、変化に伴う長所と短所について患者にリストを作らせることが有用な場合が多々ある。そうすると、その患者は静観して判断ができる。歯科医療従事者は患者に押し付けてはならない。患者に考えさせ、患者が受けた中立的事実に基づいて選択させる。状況を自分がコントロールしているのだという感覚が重要である。むし歯を避けるために生活習慣を変える意志がどのくらいあるのか、それを決定するのは患者以外の誰でもない。それはその患者にとって重要な決定であり、動機は自発的に生じなければならない。

動機づけ面接

　動機づけ面接では、はい・いいえで答えるような質問は避け、自由回答式質問を使う方がよい。例えば、「*〜を教えてください*」「*それはどういうことですか*」「*〜についてどんなことを知っていますか*」「*あなたは〜について考えたことがあるとは思いますが*」などがある。

また、情報を与えるための許可を尋ねることも、患者が情報を受動的に受けているのではなく、能動的にその会話に関わらせることができる。例えば、「*〜について私に説明させてもらってもいいですか*」「*〜についてもっと説明しても大丈夫ですか*」「*〜についてお話するのに数分いただけますか*」などである。

動機づけに関しては、例えば、「*0から10の尺度を使ってみましょう。むし歯を作らないということは、あなたにとってどのくらい重要ですか? あなたが本当にそれを望むとしたら、それをする能力はどのくらいあると思いますか? この尺度でどのくらい可能ですか?*」などである。

端的にまとめると、我々は患者の思っていることや感じていることを明確にして、それによって合理的な進歩ができるように助けることができる。例えば、「*さらにどのように思いますか*」「*では、あなたの意味しているのは〜ですね*」「*あなたは〜についてあまり確信がないのですね*」「*〜ということがあなたの正確に意味するところですか*」「*あなたは〜と思っていますが、〜も正しいかもしれないと思いますか*」などである。

動機づけ面接法は最後にある提案をして終わる。例えば、「*私からの提案は、私達が話し合ったことについてあなたが少し考えてくれたらということです*」である。

患者がむし歯のリスクを減らすために生活習慣を変えると決心してそれを始めたら、その患者は多大なサポートと励ましを受ける必要がある。カリエス病変はゆっくりと進行するので、短期的な方法を取るわけではない。体重減少の場合と同じように、1週間後に患者の努力の結果を測るような尺度で読み取る。カリエスに罹患した患者への報いはかなり後になってしまう。よって困難なことによく対応していると褒められることで、彼らが正しい行程に乗っていて、よく頑張っているということを感じてもらう必要がある。それを伝えることもまた歯科医療従事者の重要な課題である。

演習問題

1. 患者がいろいろな行動変容を取るために中立的事実を受けることがとても重要なのはどうしてだろうか?
2. カリエスを避けるための生活習慣をどのように変えればよいのか患者に言うと、うまくいかないことがよくあるのはなぜだろうか?
3. 動機づけ面接では何が重要だろうか?
4. 患者が最初に初期カリエス病変を診断された時に、どのようなことを言うのが推奨されるだろうか?

18 カリエス病変の治療 – カリエス修復治療

カリエス病変に修復治療が必要になることがある。それは、カリエスに罹患した歯質を除去して窩洞を充填物で封鎖するということである。これにより歯髄に対するバリアと歯牙機能を取り戻す。充填の適応症にはいくつかある。しかし、全てのカリエス病変に修復が必要なわけではない。

充填処置の効果

歯の修復 – 不可逆性の介入

充填物はどのくらい長くもつのだろうか？ 歯を修復するということは、不可逆性の介入を歯に行なうということである。そのような修復処置が平均してどのくらい長く維持できるのか、そしてなぜそれが失敗するのかを知ることは重要である。歯科医療の中で充填物のやり直しは、多くの時間を占めている。そして、カリエス疾患が継続して起こり、その充填物辺縁にさらに損傷を与える二次カリエスがやり直しの主な理由である。充填物の寿命についていくつかの研究が行なわれてきた。充填物の半数が生存している年数を記録することで表現するが、これを中央値という。

充填処置の適応症

充填物でカリエス病変を治療する、つまり歯牙修復の判断に直面したら、この問を自分に投げかけるべきである。「その"穴（ウ窩）"に私が何かしたらどんなことが起こるのだろうか？（図18:2参照）。そして、私が何もしなかったらどんなことが起こるのだろうか？（カリエス進行についての5章を参照）」

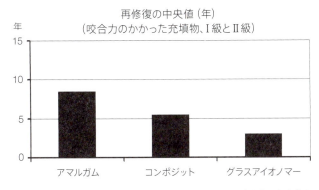

図18:1　様々な充填物について口腔内での生存期間年数（時間は中央値を示す）。(Manhart et al., 2004より)

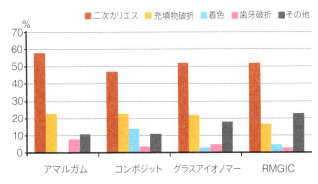

図18:2　なぜ充填物はやり直されたのか？ アマルガム充填物の最もよくある理由は二次カリエスだった（赤い棒）。2番目に多い再修復理由は充填物の破折だった。材料に関わらず、二次カリエスが最も多い再修復理由になっていることに注意されたい。ノルウェーの243人の歯科医師から9805の再修復充填物についての結果より。RMGIC＝レジン強化型グラスアイオノマーセメント。(Mjör et al., 2000より)

これらは次の充填処置の適応症を参考にする：

- **進行度**
  その損傷が活動性で既に深部にあるために短期間で主観的症状が出る、または歯牙破折のリスクが予想される。例えば、最近象牙質内に進行しているX線透過像があるなど。
- **審美**
  見た目に問題のあるカリエス病変は一般的に充填の対象になる
- **痛み**
  歯痛は適応症で、歯髄へのバリアが破壊されていることを意味する
- **機能**
  カリエス病変が咬合面やコンタクト面の喪失の原因になるなど咬合機能に何らかの障害を与えている場合。

充填治療の目的

- 進行を阻止するために局所的な因果要因のカリエスを除去すること
- 細菌や細菌産生物、その他の為害物質、例えば砂糖や酸などが歯髄に影響を与えないようウ窩を封鎖すること。
- 機能と審美を回復すること

カリエスのエキスカベーション

充填をするという判断をすると、多くの場合は麻酔が次に続き、カリエスのエキスカベーション、窩洞のデザインを行ない、通常はエッチングとボンディング、充填、調整、研磨が行なわれる。

必要ならばカリエス病変へのアクセスを得る。例えば古い充填物を除去したり、エナメル質を切削したりする。その次のステップは感染して変質した歯質、つまりカリエス罹患部分の除去を行なう。これを<u>エキスカベーション</u>と呼ぶ。そして、そのためにいくつかの異なるインスツルメントや方法がある。

エキスカベーター

エキスカベーターを使って手で行なうエキスカベーションは、健全歯質を無駄に除去しないための歯に優しい方法である。

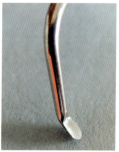

図18:3 エキスカベーター

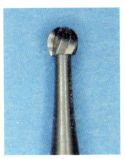

図18:4 ラウンドバー

ロースピードドリル

ロースピードコントラアングルハンドピースに取り付けるラウンドバーは、機械的なエキスカベーターの作業部分の集まりのように見える。

化学－機械的手法

この方法は、最初に薬剤溶液やジェルでカリエスの損傷を受けた象牙質を軟化し、特別な手用インスツルメントまたはゆっくりと動く回転式バーでそれを除去する。カリエス罹患象牙質だけを除去する方法なので、ドリルや通常のエキスカベーターで行なうエキスカベーションより痛みが少ない。しかし一般的に時間がかかる。1つの例がカリソルブである。活性成分として特別に調合されたクロラミンを含んでいる。

エアーアブレージョン

エアーアブレージョンは、圧縮空気で酸化アルミニウムの粒を歯面に吹き付ける。この方法はエナメル質を除去してカリエス病変へのアクセスを作るのに優れている。また、シーラントの前処理にも適している。

レーザー

エルビウムヤグレーザーなどのレーザーで歯質削除することも可能である。高エネルギーを持つレーザー光は、歯牙硬組織の表面にある水とハイドロキシアパタイトによって吸収される。これにより水分が瞬間的に蒸発して、顕微鏡レベルの破砕が生じる。よって歯牙硬組織の層が次々と除去される。この方法では通常のドリルより痛みが少ないが、一般的に時間がかかる。

ステップワイズ・エキスカベーション

深いカリエス病変のエキスカベーションには、歯髄に穿通して大量の細菌をその中に入れ、強い歯髄炎症を引き起こし、結果的に失活させてしまうという大きなリスクが伴う。これを避けるために、カリエス病変を2回に分けてエキスカベーションして象牙質・歯髄複合体の組織再生を利用する方法がある。

第1ステップでは、カリエス罹患象牙質を歯髄から2mmから3mmのところまで除去する。窩底を水酸化カルシウムまたは酸化亜鉛ユージノールセメントで覆い、その後細菌の侵入を許さない材料で暫間充填として窩洞を封鎖する。生態学的環境が変化することにより、罹患象牙質が徐々に茶色く硬い象牙質へと変化する。同時に歯髄を刺激して修復象牙質を罹患部位内に形成させる。

生態学的環境の
罹患象牙質が変化する

歯髄が修復象牙質の形成を
刺激する

5ヶ月から6ヶ月後、第2ステップに取りかかる。暫間充填物を除去して残りの罹患象牙質をエキスカベーションする。この時には歯髄への損傷のリスクは低くなっている。通常のように歯を修復して完了する。

損傷の封鎖

修復材料

いわゆる永久修復材料と暫間修復材料がある。例えば、根管治療中の仮封である。

暫間充填物

暫間充填材料 は通常、酸化亜鉛の粉末とユージノールの液を混合して使う。強化ファイバーを添加することもある。単一成分材料も利用可能である。うまく作られた暫間充填物の寿命は半年を超えることがある。

永久充填物

永久歯牙修復 は、通常、レジン充填材料で行なわれ、形成した窩洞内に直接充填して成形する。1980年代以降、永久充填材料には基本的に3種類が用いられている。アマルガム・コンポジットレジン・グラスアイオノマーセメントである。環境問題の理由から、アマルガムの使用は1990年代に劇的に減少した。

レジン充填材料に関しては、次のような条件が要求される：
- 咬合圧に耐えられるだけの強度があること
- 辺縁に空隙を作らず、また歯に膨張圧をかけることなく窩洞内で硬化すること
- 極度の温度変化に耐えられること
- 化学的摩耗、機械的摩耗に耐えられること
- 生物学的為害性のないこと
- 歯に似た色彩を持つこと
- 材料を窩洞に詰めて成形する時間的余裕があり、かつ、充填し終わった後に患者が長い間口を閉じられないほど硬化が長時間に及ばないこと。

歯科技工士に修復物を作ってもらうという利点を活かしてもよい。その場合、修復物を接着剤で付けるので、普通は充填材料とはみなされない。例としては、ゴールドインレー・ポーセレンインレー・レジンインレーがある。

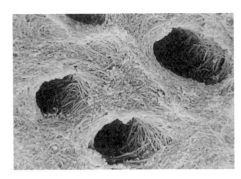

図18:5 エッチングされた象牙質 – 象牙細管とコラーゲン線維が見える。プライマーがこの部位に浸潤して、コラーゲン線維の間の空隙に接着剤が流れ充満できるようにする。そうして微小な機械的嵌合が得られる。

歯冠色充填材料

　歯冠色充填材料、つまりコンポジットレジン、グラスアイオノマー、それらのコンビネーションの利用が増加している。それらは充填していることが目立たない、事実上見えないという明らかな利点がある。

エナメル質と象牙質への接着

化学的接着と微小な
機械的嵌合で歯質に接着する

　今日の充填技術が過去のものと違うのは、歯冠色充填材料が歯牙に対して化学的な接着と微小な機械的嵌合ができることである。主な利点は、そういった充填物はアマルガム充填よりずっと小さくてすむ。アマルガム充填では、機械的な維持力とアマルガムの十分な厚さを得るために大きめの窩洞形成にせざるを得ない。

　その接着方法を簡単に説明すると、充填物を歯に接着させるために、最初に歯の構造を粗造にして充填材料をその中に流し込み、象牙質とエナメル質と一体化してから硬化させる。これは一般的な接着とは違い、通常は"接着"の途中過程であるという。

エッチング

　窩洞形成が完了したら、エナメル質と象牙質を35％のリン酸でエッチングする。その後、酸を水で洗い流して窩洞にエアーをかけて乾かす。

プライマー

　粗造になった表層にプライマー処理をする。プライマーは溶液状の薬剤で、通常はアセトン・アルコールまたは水・溶媒としてのアルコールで構成される。プライマーは、粗造になった象牙質構造内に気泡を作ることなく浸出できる化学物質を含む。この処理のおかげで生物学的に組織へよく浸透でき、また表面を浸潤させられる。

　プライマー溶剤が蒸発すると、全ての空隙とコラーゲン線維がプライマーに包まれる。そのような分子の例は、HEMA (Hydroxyethyl methacrylate)、4-META (4-methacryloyloxyethy trimellitate anhydride)、BPDM (biphenyl dimethacrylate)がある。

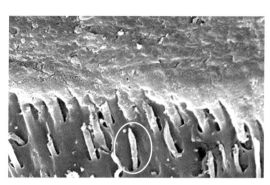

コンポジット
樹脂含浸層
象牙質
レジンタグ

図18:6 コンポジット材料は機械的に、いわゆる樹脂含浸層を通して象牙質に嵌合する。レジンタグは生活歯に対しては同程度には生じない。象牙芽細胞突起と細管内液が象牙細管を満たしているからである。

ボンディングレジン

次のステップは、プライマーと後の充填物の両方に化学的に接着し硬化することができるポリマーを窩洞内に満たすことである。フィラー粒子を含まないコンポジット充填ポリマー（下を参照）を、プライマー処理された表面に塗布して処理する。通常、これはレジン、接着剤、またはボンディング剤と呼ばれる。そのボンディング剤はプライマーと結合して薄い層を作る。通常、光照射して結合される。このようにして、粗造になった歯にレジンが浸潤した接着層が形成される。この層を樹脂含浸層と呼ぶ。異なる材料間の機械的嵌合もこれに含まれる。窩洞はコンポジットレジンで充填される準備ができたというわけである（図18:6参照）。

コンポジット

コンポジットは、鎖式炭化水素の長い分子が主体で構成される材料である。これらの鎖、つまりポリマーは、長い鎖同士で結合し合ってネットワークを作る。接着・硬化反応は、光によるもの（光重合型コンポジット）と化学的なもの（化学重合型コンポジット）がある。これらのポリマーの欠点は重合過程中に収縮することと、かなり早く摩耗することである。また、純粋なポリマーはほぼ完全な透明色である。

光重合型または化学重合型

コンポジット充填材料の他の主成分は"フィラー"で、これは中に含有しているものを指す。典型的には、これらは異なるサイズのシリカでできたフィラー粒子である。重合収縮を軽減し、歯と同じ様な色調を出すためには、フィラーをできるだけたくさん添加する。フィラー粒子はいわゆるシラン化処理を行なって化学的にポリマーに接着し、ポリマーが硬化する時に形成されるネットワーク内に取り込まれる。

シリカのフィラー粒子

全てのコンポジット材料は、歯に充填する間に水分や唾液の影響を受ける。いったん重合されると、とても硬くなる。窩洞は通常、積層充填される。それは、材料の重合収縮を軽減するためと、充填物の全ての部分が確実に光照射されるためである。

臨床手順

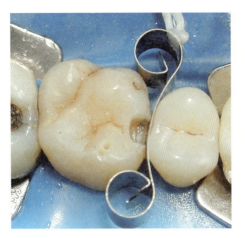

図18:7 最小の窩洞を形成し罹患象牙質を除去する。隣在歯を保護するために、スチールバンドを装着する。

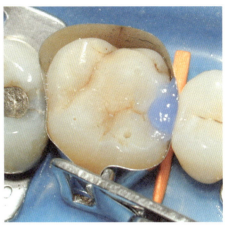

図18:8 マトリックスバンドとウェッジを装着する。窩洞を約20秒間、リン酸ジェルでエッチングする。

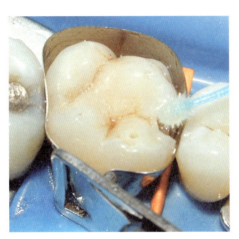

図18:9 水洗後、エアーで乾燥させてプライマーとボンディング（レジン）を塗布する。

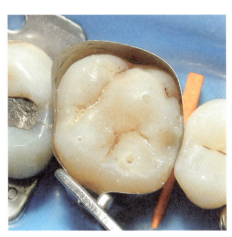

図18:10 充填材料を填入して2層に分けて硬化させる。

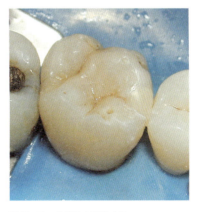

図18:11 充填物を研磨する。

グラスアイオノマーセメント（GIC）

歯質に接着できるもう1つの充填材料は、グラスアイオノマーとして知られている (glass ionomer cement; GIC)。コンポジットと違って、グラスアイオノマーはそれ自身で歯質に化学的に接着する。グラスアイオノマーセメントは水分がベースになっており、硬化プロセスにはある特定量の水分が必要である。歯面も"水分ベース"なので、プライマーなしのグラスアイオノマーで表面は十分湿潤状態になる。

グラスアイオノマーセメントは、通常、フルオロアルミノシリケートガラスの粉末とポリアクリル酸と有機酸を含む液で構成される。これらの分子はコンポジットのポリマーのように働き、硬化反応中にネットワークを形成する。これらの酸が最初にガラス粒子をある程度まで溶かす。するとその表面がジェル状に変化する。この分解でカルシウムイオンとアルミニウムイオンが放出され、有機酸と結合する。

フッ化物源

この硬化プロセスの後、フッ素が周囲歯質に徐放される。しばらく経ってフッ素がその充填物から放出しきった後、例えば歯磨剤やフッ化物療法で口腔内に加えられたフッ素を再度取り込みし、フッ化物源として機能する。グラスアイオノマー充填材料は壊れやすく、コンポジットより耐久性がなく、歯質への接着性に劣る。その一方、フッ素徐放性があり、コンポジットのようにプライマーやレジンボンディング剤が必要ではない方法で歯に接着する。

レジン強化型グラスアイオノマーセメント (RMGIC)

2つの硬化反応

レジン強化型グラスアイオノマーセメントは、メタクリル酸系モノマーを添加することによって有機酸を部分的に強化した材料群である。これによって2つの硬化反応が生じる。1つは急速な反応で光によることが多く、メタクリル酸が反応する。もう1つは、酸とガラスの間での通常の硬化反応である。これは通常のグラスアイオノマーセメントの硬化で生じる反応で、水分が介在する。レジン強化型グラスアイオノマーセメントはフッ素徐放性がありながら、臨床的にはコンポジットに近づいている。

コンポマー

レジン強化型グラスアイオノマーセメントよりもコンポジットに似る

コンポマーもまた、フルオロアルミノシリケートガラスの粉末と有機酸で構成されるが、コンポマーではガラスはシラン化されてレジンと接着している。この材料は、水分が介在しない硬化反応を起こす。しかし、材料が水分を吸収した後にはガラスと有機酸の間の反応が生じる。フッ素徐放性はRMGICやグラスアイオノマーセメントより顕著に低い。よってコンポマーはグラスアイオノマーとコンポジットを混合した材料ではあるが、レジン強化型グラスアイオノマーセメントよりもずっとコンポジットに似ている。コンポマーはポリ酸改変コンポジットレジン（PMC）とも呼ばれる。

アマルガム

アマルガムは現在スウェーデンではめったに使われていない。銀とスズの合金の粉末に水銀を混ぜて可塑性の塊を作り、それを窩洞に挿入する。この材料は臨床的に優れた特徴を持ち、扱いやすい。しかし、この材料は歯牙色ではない。また充填物に水銀を使っているので、それらが自然界に排出された時に環境に対するリスクがある。よって使用量が劇的に落ちた。さらに、アマルガムを使うと一般的に歯質をより多く切削することになる。

フィッシャーシーラント – フィッシャークレンジング – 予防的レジン

裂溝は、カリエス誘発性細菌を守る環境を提供しているため、カリエス好発部位である。狭い裂溝にカリエス病変ができるのを防ぐよい方法は、レジンをベースにした修復材料を少し使って予防的に裂溝を填塞することである。そのような裂溝処理には2つの方法がある。裂溝を切削する前処置なしのフィッシャーシーラントと前処置ありのフィッシャーシーラント（フィッシャークレンジング：後述）である。

フィッシャーシーラント

基本的にはカリエスリスクのある裂溝にするフィッシャーシーラントは、リン酸でエッチングをしてから流れのある材料、通常はレジンを填塞する。そのレジンには様々な量のフィラー粒子が添加されており、カリエス予防効果を高めるためにフッ素が入っていることもある。

フィッシャークレンジング

フィッシャークレンジングとは、フィッシャーシーラントする前に回転式インスツルメントでエナメル質を切削して裂溝を開拡することを意味する。今日、我々はレジンをベースにした材料でのフィッシャーシーラントに何十年の長期的なよい結果を得ている。

主にカリエス罹患性のある歯が適応症

裂溝への処置は主にカリエス罹患性のある歯、つまり萌出したばかりの6歳臼歯など、特にカリエスリスクの高い患者で、深く狭い裂溝を有している場合が適応である。カリエスリスクがとても高い場合は、萌出したらすぐに全ての大臼歯の裂溝をシーラントするのが適切である。乳歯列についてもこれは適応する。

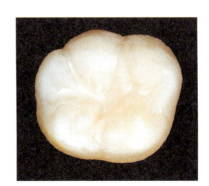

図18:12 レジンベースの材料でフィッシャーシーラントをすると、カリエス予防効果が高い。処置については、カリエスリスクの高い個人の深い裂溝の歯が主な適応である。しかし、適応症を広げてもよい。(写真：Bengt Olof Hansson)

臨床手順 – レジンベースのフィシャーシーラント

1. 処置する裂溝を水分や唾液から隔離する。乾燥するための方法の1つはラバーダムの使用である。特にアシスタントなしで術者が行なう場合に利用する。他の方法は、排唾管・ロールワッテ、または"Dry-Tips"を使うことである。
2. その歯牙のプラークを除去するために清掃する
3. リン酸でエナメル質表面をエッチングする
4. 水をスプレーしてよく洗い流す。完全に乾燥させる。患者はうがいをしてはいけない
5. エッチングした面が光沢のない状態になっていることを確認する
6. 隔離のための器具を用いるなどして、フィシャーシーラント用レジンを薄く塗布する。材料が咬合に干渉しないこと、裂溝内によく流れていることを確認する。
7. 光照射する
8. 裂溝が完全に填塞されていることを確認する
9. 咬合をチェックする

歯科材料の副作用 – レジンの扱い

　歯科充填に使用される材料は、歯牙内で硬化される前の状態では一般的にとても反応性が高い。コンポジット材料・特定のプライマー・ボンディングレジンは、湿潤した組織への浸透性のある成分を含んでいる。HEMA (hydroxyethyl methacrylate) は、皮膚やグローブに浸透できる親水性モノマーの一例である。また、この物質はアレルギー性が高い。

　スウェーデンの医薬品安全性監視当局では、毎年、歯科材料の副作用反応の報告を受けている。スタッフと患者の両方への副作用がある。スタッフにおける副作用の件数は、1996年の103件から2001年の1件まで減少した。スタッフについての報告のほとんどは、コンポジットまたはボンディング剤に対する副作用反応とみられている。

　全ての皮膚と粘膜からプライマー・ボンディングレジン・コンポジット材料が付着しないようにして、これらの材料に対するアレルギーのリスクを軽減しなければならない。

乳歯の処置的研磨

　乳歯列の隣接面カリエス病変は研磨処置で治療されることがある。これはカリエス罹患歯質を除去し、歯面の自浄作用が可能になるようにする。

　カリエス罹患隣接面をテーパーのついた粗いダイヤモンドのサンドペーパーで研磨し、頬舌側の角を取る。研摩面にまだ軟化象牙質が残っている場合は、エキスカベーションしてグラスアイオノマーやコンポマーで充填する。最後にフッ化物バーニッシュを清潔になった切削歯面に塗布する。

　処置的研磨は、乳切歯の隣接面・乳臼歯の遠心面・隣在歯がない乳臼歯の近心面と、第一乳臼歯が抜けた後の第二乳臼歯の近心面にできたカリエス病変に適している。

カリエス修復治療時にスウェーデンの歯科衛生士または歯科助手によって行なわれること

- 浸潤麻酔 – 歯科助手の場合は講習を修了し、監督下において行なう
- ラバーダム装着
- フィッシャーシーラント – 最初に歯科医師がその歯が適切かどうか判断する
- フィッシャークレンジング（歯科衛生士のみ）
- カリソルブでカリエスをエキスカベーションする – 講習を修了した歯科衛生士のみ。そのウ窩がカリエスフリーになったことを歯科医師が確認するなど一定の条件下で行なう。
- 修復治療（講習を修了した歯科衛生士または歯科助手が指導下で）
- 充填物の成形

演習問題

1. カリエスを修復する理由は何だろうか？
2. コンポジット材料はどのように歯面と接着するのだろうか？
3. フィッシャーシーラントの適応症と禁忌症は何だろうか？
4. なぜプライマーはアレルゲンになるのだろうか？

19 症例報告

著者らの評価については114ページを参照のこと。

症例 1. Ylva 23歳

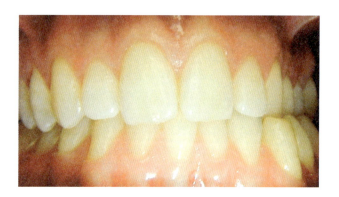

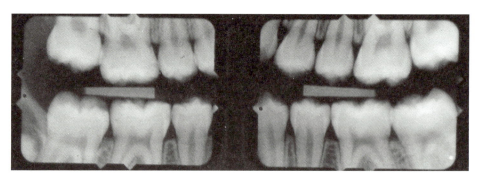

図19:1 Ylva。23歳の学生。彼女には充填物がないが、X線写真で多くの初期カリエス病変が認められる。Ylvaはフッ化物配合歯磨剤で1日2回歯を磨き、時々デンタルフロスを使っている。彼女は1日に1回調理した食事をし、毎日コカコーラ・ライトを5-6回飲む。彼女は1日合計で5回の食事を摂る（コカコーラ・ライトを除く）。Ylvaは正常な唾液分泌量と緩衝能、低いミュータンスレンサ球菌数とラクトバチラス菌数である。

症例 2. Olof 66歳

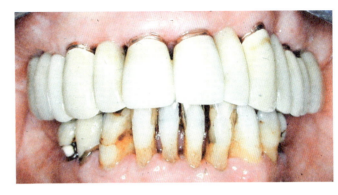

図19:2 Olof。66歳の退職者。彼は最近、上顎にコーヌス構造の補綴物を入れた。また慢性と考えられる3本の根面カリエス病変もある。5–6年前から成人型糖尿病を患い、妻の助けにより食事療法だけで管理している。夫婦共に健康で活動的である。唾液検査の結果、良好な分泌量と緩衝能を示した。彼のミュータンスレンサ球菌レベルは高い。食事はカリエスの観点からは模範的でラクトバチラス菌レベルは低い。口腔衛生状態は良好である。1日に5–6回フッ化物錠剤を取っている。

症例 3. Albert 74歳

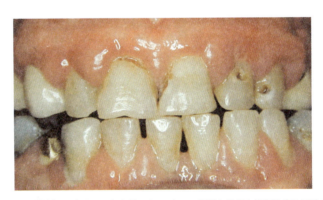

図19:3 Albertは、長い間新しいカリエス病変ができていない。最後に受けた修復治療は35歳の時であった。彼は定期的に歯科医院に通っている。健康状態は大変よい。
Albertは妻を2年前に亡くした。それから調理した食事は食べていない。コーヒーも入れなくなったので、その分の日々のカフェインを摂るためにコカコーラを大変好む。食事記録によると、日中に14–16回、夜に2回の砂糖含有食品を摂っている（コカコーラ）。時々歯を磨く程度である。
唾液分泌量と緩衝能は普通である。ミュータンスレンサ球菌数とラクトバチラス菌数が非常に高い。

症例 4. Felicia 26歳

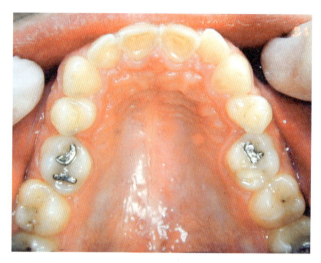

図19:4 Feliciaは上顎口蓋側のエナメル質がなく、知覚過敏に悩まされている。彼女はこの6年間、1日に5-6回胃酸の逆流があるという。しかし、それについてはそんなに悩んでいないらしい。唾液検査値は正常である。

症例 5. Gusten 62歳

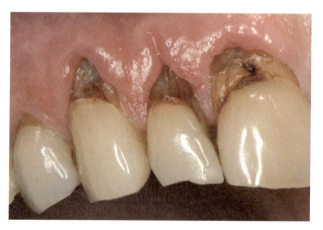

図19:5 歯科医師による定期的健診（15ヶ月ぶり）時に、Gustenには重度の根面カリエスが上顎前歯部頬側に認められた。それ以外のウ窩はなかった。前回の健診では、活動性カリエスはなかった。その後1年は何も変化はなかったそうだが、1年後彼は嗅ぎたばこを止めて、普通のたばことニコチンフリー嗅ぎたばこに変えた。(写真：Bengt Olof Hansson)

症例 6. Anna 56歳

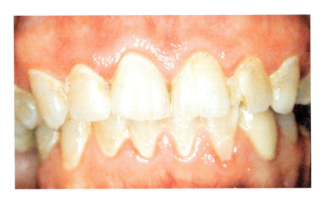
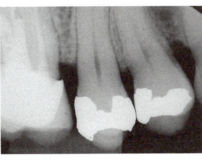
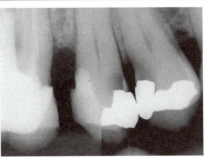
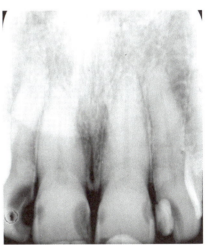

図19:6 小臼歯部のX線写真は1年後に撮られた。正面観より一次カリエスが複数あることがわかる。Annaは脳腫瘍を患っている。医学的治療は、脳下垂体の手術と頭頸部への放射線治療である。1年後、かつての健康的な口腔内は、唾液減少症、真菌感染症、カリエスを罹患してしまった。Annaは鬱病にも罹り、そのための薬を4種類服用している。加えて、腫瘍で受けた機能損傷を補うための薬を6種類服用している。Annaは唾液が全く産生できなくなってしまった。彼女が何を飲食しているのかは教えてもらっていない。次回アポイントの予定あり。

著者らの評価

症例 1. Ylva 23歳

診断：カリエスリスクは低い。
治療：リスクファクターに関する情報を採取。1年後に来院してもらう。
予後：良好。

症例 2. Olof 66歳

診断：カリエスリスクはまあまあ低い。
治療：加えるべき予防処置はないが、よい食事習慣と口腔衛生習慣を褒め、続けるよう奨励。
予後：良好。

症例 3. Albert 74歳

診断：カリエスリスクはとても高く、活動性カリエスである。
治療：食事習慣を変えることに焦点を当てる。しかし、Albertの場合、それは長期的な戦略になることが予想される。優先事項は夜のコカコーラを止めさせることと、現在飲んでいるものをダイエット飲料に変えさせることだろう。それから、食事内容に調理した食事をとるよう努力してもらう。
カリエスリスクを直ちに軽減するために、最小侵襲修復治療の際、診療室でクロルヘキシジンジェルのトレー法を行なう。そして家庭で毎日、フッ化ナトリウムジェル0.93％をスプリントに入れてトレー法を行なう。少なくとも1年間続けてもらう。
口腔衛生指導と専門的歯科清掃を1年に6回行なう。細菌数が再び上昇した場合は、クロルヘキシジンジェル療法を再開する。新しいリスク評価を行なってから、患者の治療を完全に終了する。
予後：未定。

症例 4. Felicia 26歳

診断：彼女の胃酸の逆流が上顎の酸蝕症の原因になっていると考えられる。
治療：すぐに取るべき行為は、0.2％フッ化ナトリウム溶液で1日2回の洗口と、胃酸の逆流があった時に歯磨きを避けることである。その後、口蓋側をコンポジットで覆う。胃腸科専門医に紹介した後、彼女の症状が胃酸の逆流と胃炎に関係があるかが明らかになるだろう。服薬によって2週間から3週間後には胃酸の逆流は解決される。
予後：酸蝕症について良好。コンポジット充填は1年後にやり直しまたは補充が必要になる可能性がある。

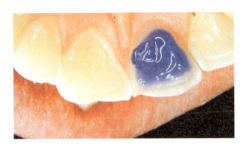 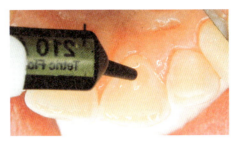

図19:7 露出象牙質に口蓋側のコンポジット充填をすることで、酸蝕症の進行を止める。

症例 5. Gusten 62歳

診断：カリエスリスクはとても高く、活動性カリエスである。

コメント：ニコチンフリーの嗅ぎたばこ（Onico, Swedish Match）を1日7袋から10袋、1年常習しているため根面カリエスができたと考えられる。そして、これにはトウモロコシ繊維が含まれているので、唾液アミラーゼによって糖類に分解されると考えられる。これらがカリエス誘発性細菌によって発酵されて乳酸を産生する。被験者に嗅ぎたばこを使用させて口腔内を計測すると、1時間でpHが5.7になったと報告されている。

予後：患者がニコチンフリーの嗅ぎたばこを止めると、カリエスリスクも止まった。

長期間嗅ぎたばこを利用している人には、しばしば歯肉退縮が認められる。彼がOnicoを始めた時、臨界pHが約6.3である歯根面が既に露出しており、カリエスが生じやすかったのだろう。よって、その損傷は深く広く広がっていたのだと考えられる。

本症例では発酵性炭水化物を定期的に供給することで、局所的に重度のカリエスが生じることを示している。

症例 6. Anna 56歳

診断：カリエスリスクが非常に高く、活動性カリエスである。

治療：診療室でのクロルヘキシジンを使った専門的歯面清掃とフッ化物療法を毎週行なう。毎日0.2％フッ化ナトリウム溶液で洗口する。最小侵襲修復治療。担当内科医に連絡を取り、薬剤変更の可能性についてディスカッションする。

予後：悪い。

参考文献

Albrektsson T, Bratthall D, Glantz P-O & Lindhe J (eds). (2001), Tissue preservation in caries treatment. New Malden: Quintessence.

Almqvist H & Johnson G (2000), Kariologiskt omhändertagande av patienter med nedsatt salivflöde. Tandläkartidningen. 92(13):60-68.

Borg A-C, Ericson D & Zimmerman M (2000), Missbruk – syns det i munnen? Stockholm: Förlagshuset Gothia.

Bratthall D (2003), Cariogram – information and download page [www]. Hämtat från <www.db.od.mah.se/car/cariogram/cariograminfo.html>. Hämtat 3 januari 2008.

Bratthall D, Hänsel Petersson G & Stjernswärd J R (1997), Cariogramhandboken. Stockholm: Förlagshuset Gothia.

Bretz WA, Corby PM, Melo MR, Coelho MQ, Costa SM, Robinson M, Schork NJ, Drewnowski A, Hart TC (2006), Heritability estimates for dental caries and sucrose sweetness preference. Arch Oral Biol. 51:1156-60.

Bretz WA, Corby PM, Schork NJ, Robinson MT, Coelho M, Costa S, Melo Filho MR, Weyant RJ, Hart TC (2005), Longitudinal analysis of heritability for dental caries traits. J Dent Res. 84:1047-51.

Edgar WM (ed.). (1996), Saliva and oral health. 2 ed. London: British Dental Association.

Ericson D, Svensäter G & Bratthall D (1997), Hur kan plack orsaka karies? Tandläkartidningen. 89(3):31-39.

Ericson D m.fl. (2003), Minimally invasive dentistry – concepts and techniques in cariology. Oral Health Prev Dent. 1:59-72.

Fejerskov O, Ekstrand J & Burt BA (eds.). (1996), Fluoride in dentistry. 2 ed. Köpenhamn: Munksgaard.

Fejerskov O & Kidd EAM (eds.). (2003), Dental caries: the disease and its clinical management. Oxford: Blackwell Munksgaard.

Fure S (2001), Karies hos äldre. Tandläkartidningen. 93(1):42-50.

Hamp S-E (red.) (2000), Muntorrhet I. Tandläkartidningen. 92(13):35-68.

Hamp S-E (red.) (2000), Muntorrhet II. Tandläkartidningen. 92(15):16-50.

Hänsel Petersson G (2003), Assessing caries risk – using the Cariogram model.
Swed Dent J. Supplement 158.

Hänsel Petersson G, Twetman S & Bratthall D (2002), Evaluation of a computer program for caries risk assessment in schoolchildren.
Caries Res. 36:327-40.

Johansson A-K, Carlsson GE (red.) (2006), Dental erosion – bakgrund och kliniska aspekter. Stockholm: Gothia Förlag.

Kidd EAM (1998), The operative management of caries.
Dent Update 25:104-108.

Krasse B (1981), Kariesrisk. Bedömning, åtgärder, kontroll.
Stockholm: Invest-Odont.

Lith A, Lindstrand C, Gröndahl H-G (2002), Caries development in a young population managed by a restrictive attitude to radiography and operative intervention: II. A study at the surface level. Dentomaxillofac Radiol. 31:232-239.

Manhart J, Chen H, Hamm G, Hickel R. Buonocore Memorial Lecture (2004), Review of the clinical survival of direct andindirect restorations in posterior teeth of the permanent dentition. Oper Dent. 29:481–508.

Marsh PD (2003), Are dental diseases examples of ecological catastrophes? Microbiology. 149:279-294.

Mejàre I, Källestål C & Stenlund H (1999), Incidence and progression of approximal caries from 11 to 22 years of age in Sweden: A prospective radiographic study. Caries Res. 33:93-100.

Mejàre I, Stenlund H, Zelezny-Holmlund C (2004), Caries incidence and lesion progression from adolescence to young adulthood: a prospective 15-year cohort study in Sweden. Caries Res. 38:130-141.

Mjør IA, Dahl JE & Moorhead JE (2000), The age of restorations at replacement in permanent teeth in general dental practice. Acta Odontol Scand. 58:97-101.

Mjør IA, Moorhead JE & Dahl JE (2000), Reasons for replacement of restorations in permanent teeth in general dental practice. Int Dent J. 50:361-366.

Mjør IA & Toffenetti F (2000), Secondary caries: a literature review with case reports. Quintessence Int. 31:165-179.

参考文献

Nederfors T (1996), Xerostomia: prevalence and pharmacotherapy with special reference to β-adrenoceptor antagonists. Swed Dent J. Supplement 116.

Närhi TO (2001), Salivsekretion och användning av mediciner hos äldre. Tandläkartidningen. 93(2):12-18.

Olofsson M & Bratthall D (2003), Fluoride and different vehicles to provide fluoride for prevention or control of dental caries [www]. Hämtat från <www.db.od.mah.se/car/data/fluoride.html>. Hämtat 16 juni 2003.

Parham P (2000), The immune system. New York, London: Garland.

Peterson PE & Bratthall D (2003), WHO oral health country/area profile programme [www]. Hämtat från <www.whocollab.od.mah.se/index.html>. Hämtat 16 juni 2003.

Redmo Emanuelsson I-M (2001), Mutans streptococci – in families and on tooth sites. Swed Dent J. Supplement 148.

SBU – Statens beredning för medicinsk utvärdering (2002), Att förebygga karies. En systematisk litteraturöversikt. Rapport nr 161.

SBU – Statens beredning för medicinsk utvärdering (2007), Karies – diagnostik, riskbedömning och icke-invasiv behandling. En systematisk litteraturöversikt. Rapport nr 188.

Shaw L & Smith AJ (1999), Dental erosion – the problem and some practical solutions. Br Dent J. 186:115-118.

Strömberg N & Johansson I (2000), Kariesgener och profylaktik på 2000-talet. Tandläkartidningen. 92(2):36-42.

WHO Expert committee on oral health status and fluoride use (1994), Fluorides and oral health. WHO technical report series, 846.

著者紹介

ベンクト・オロフ・ハンソン　Bengt Olof Hansson

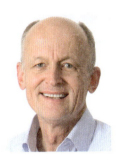

1966年スウェーデン・ルンド大学（現マルメ大学）歯学部卒業。1977年スウェーデン・イエテボリ大学でPh.D.取得。1983年に小児歯科専門医を取得して、2011年までスウェーデン・ヨンショーピング市の歯科卒後教育インスティテュートで小児歯科のSenior Consultantを務める。1994年からスウェーデンのコルゲート社の歯科アドバイザー。今までに約10の科学論文を出版し、スウェーデン語で書かれたカリオロジー（1983年）と小児歯科（1991年）の教科書の著者でもある。

ダン・エリクソン　Dan Ericson

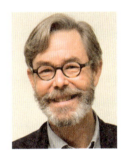

1978年スウェーデン・ルンド大学（現マルメ大学）歯学部卒業。1984年Ph.D.、1989年Docent取得。2004年よりスウェーデン・マルメ大学カリオロジー講座主任教授。過去にマルメ大学歯学部副学長、学部教育主任を歴任。約100本の論文と特許（カリソルブ®を含む）があり、臨床家のための歯科材料、薬物乱用と歯科疾患、カリオロジー（本原著）についての教科書や本を出版。2008年から2011年まで成人カリエス治療についてのスウェーデン・ナショナルガイドラインの主任を務め、現在スウェーデン保健福祉庁の科学アドバイザー。IADR（国際歯科研究学会）やFDI（国際歯科連盟）の招聘講師など、約40カ国の大学や科学関係団体で講演を行なっている。

訳者紹介

西 真紀子　にし まきこ

1996年大阪大学歯学部卒業。2000年スウェーデン・マルメ大学留学、日吉歯科診療所勤務を経て、2007年アイルランド・コーク大学で修士号取得。NPO法人「最先端のむし歯・歯周病予防を要求する会」理事長。訳書に『見てわかる！　歯周病リスク評価と臨床応用』（医歯薬出版／2008／著者　熊谷崇、Roy C. Page）、『本当のPMTC　その意味と価値』（オーラルケア／2009／著者　ペール・アクセルソン）、『デンタルカリエス』（医歯薬出版／2013／監訳　髙橋信博・恵比須繁之）28章、29章がある。『あの人のお口がにおったのはナゼ？　世界一やさしい歯周病の本』（オーラルケア／2013／著者　NPO法人「最先端のむし歯・歯周病予防を要求する会」）を監修。

スウェーデンのすべての歯科医師・歯科衛生士が学ぶ
トータルカリオロジー

2014年3月12日　第1刷発行

著者	Bengt Olof Hansson Dan Ericson
訳者	西 真紀子
発行人	大竹 喜一
発行所	株式会社オーラルケア 〒116-0013　東京都荒川区西日暮里2-32-9 TEL　03-3801-0151 http://www.oralcare.co.jp
編集	株式会社オーシープランニング
印刷・製本	株式会社エデュプレス

落丁本・乱丁本はお取り替えします。
禁無断転載・複写